日常診療にすぐに使える

臨床統計学

ベストな診断と治療ができる！

改訂版

著／能登 洋　国立国際医療研究センター病院糖尿病・代謝症候群診療部
東京医科歯科大学医学部 臨床教授

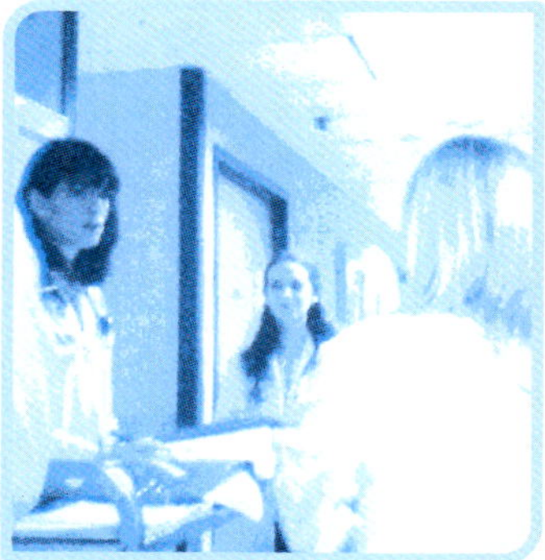

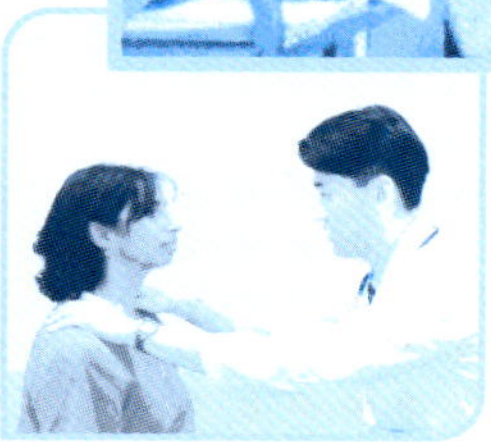

羊土社
YODOSHA

推薦の言葉

近年，判断根拠の確立や患者本位の医療の社会的要請が大きくなってきている．本来，臨床としてはあたりまえのことだが，このことを自分自身で身をもって理解し，実際に目の前でやって見せられる先生がほとんどいないのが悲しい現状である．たとえば，テニスはいくら本を読んだり，ビデオを見たりしても，それだけでは決して上手くならない．コートに出て，ラケットで球を打ち，お手本を見て初めて実感できる．しかし上手くなるにはテニスのアート，技（わざ）を直接指導するコーチが必要だ．プロとしての医師にとっては，本書でくり返されているように，「数値は臨床的枠組みのなかで初めて意味付けをされる」のであり，それを理解，判断するにはアートとしての対話・経験・臨床診断能力が不可欠となる．本書は単なる統計学解説書を超えた問題解決型医学教育の実践書でもあり，まさにテニスの実践コーチである．

本書は日常診療に必要な統計学の知識と活用法を簡潔に解説していく，わかりやすいスタイルで進み，統計学と臨床の親密さを教えてくれる．各項目の最重要点から歯切れよく始まり，「学習目標（Point覚えるべきこと，関連Question)」が明文化されていて読みやすい．解説の最後には「まとめ」や「参考」が示され，至れり尽くせりの丁寧な解説書である．ケーススタデイではEBMの実践法が紹介されている．コラムは統計学以外の話題も多く，楽しませてくれる．丁寧な構成で，工夫がされている．

私は能登君が学生のときから，そして研修医としてもお付き合いした．すぐに周りに伝わる温かい人柄，視野が広く，教育熱心で，患者さんからの信頼も厚い臨床医であり，優れた臨床教育者としてどんどん成長している．以前，私の主催した医学教育学会でも「実践的EBMワークショップ」を引き受けてくれて，大いに人気があった．米国での臨床研修から帰国後，さらに内分泌専門医をめざしてフェローとして２度目の渡米も果たした．いかにわかりやすく書くかに苦心しているあたりに，プレゼンテーションや対話で日常的に鍛えられる米国での臨床医の成長とその成果がよく出ている．さらに素晴らしいことは，留学で習得したことを，この本を通じて日本の皆さん，特に若い医師たちに還元しようとしていることであり，人を育てたい，後輩に伝えたい，医療を良くしたいという熱意が伝わってくる．

このような気持ちが自然にわいてくるのは，自分自身が，日本だけではなく，米国での臨床研修の年月の間に，多くの優れた臨床指導医たちから受けた実践的研修と，そこから伝わる教育の恩恵を身にしみて感じているからこそである．教育とは基本的にこのような世代を超えて作られる好循環によって初めて世に言う教育となってゆくプロセスなのだ．それは，本物の良質な教育を受けた人たちにしかわからない，教育の本質でもある．

日本のこれからの医学教育や患者本位の診療に関して指南に富んだ好著であり，あらゆる医療者にお勧めしたい．

2011年6月吉日

政策研究大学院大学 教授

Health and Global Policy Institute 代表理事

黒川　清

改訂版の序

　本書の初版発行から5年あまりが経過しました．この間にエビデンス（実証論文）は世界的に急増し，日本からの報告も少しずつ出てくるようになりました．エビデンスという言葉がそのまま新聞などにも載るようになり，Evidence-Based Medicine（EBM）は着々と浸透してきているようです．しかし，その反面，統計学教育が貧なだけにエビデンスが商業主義や政治的策略などに流用されていることも多々あります．

　本来，患者さん本位の医療では対話・客観的判断・安全性が欠かせず，EBMはそのような医療を提供するアクションです．また，統計学は臨床と研究をつなぐ言語の役割をし，エビデンスを正しく使いこなすための道具となります．この統計学の基本的本質を理解しEBMを正しく実践できるようになることがさらに重要になってきているため，このたび最新情報も織り込んでイラストを多用した一層わかりやすい解説へと改訂しました．さらに，私自身の国内外での臨床研究の実践や教育経験に基づき，エビデンスを創る観点からの解説も充実させて理解が深まるようにしました．教育指導にも役立つ内容であると信じております．

　EBMは患者さんに始まり患者さんに帰着します．本書が，患者さん個人個人への最適な医療提供に役立つことを心より願っております．

【本書の構成・特長】
・入門編では統計学・疫学の基本概念を，実践編では検定の解釈と文献の臨床的活用のしかたを中心に解説しました．ケーススタディでは身近な生活習慣病等のエビデンスを検証・活用しました．
・通読しても辞書的に使用しても役立つよう工夫しました．
・冒頭に覚えるべきことをポイントとしてあげ，習得目標を明確にしました．
・末尾にまとめと参考項目があり，復習と発展学習に役立つようにしました．
・難易度の目安：　　★☆☆　学生・研修医・コメディカル
　　　　　　　　　　★★☆　研修医以上・コメディカル
　　　　　　　　　　★★★　上級医・研究従事者

2011年6月吉日

能登　洋

初版の序

患者本位の本来の医療では対話・客観的判断・安全性が欠かせません．Evidence-Based Medicine（EBM）はそのような医療を提供するアクションであり，統計学はevidence（実証報告）を正しく解釈し使いこなすための道具です．データや数値は臨床的枠組みのなかで初めて意味を持ちます．臨床の現場において統計学を活用するためには臨床能力が不可欠で，「臨床統計学」のネーミングはそこに由来します．

私が医学における統計学の意義を最初に体得したのは，米国での内科研修で生きたEBMを学んで実践したときでした．その後，医学教育の一環として実践を主体とした臨床統計学に重点をおいてきました．従来の医学統計学書や医学講義のほとんどは，数学的解説に終始しているのでとっつきにくく非実用的なのが難点です．そこで私はEBMの実践と医学教育の経験を基に，evidenceの読み方と活用のしかたに焦点を当ててわかりやすく本書を制作しました．さらに患者中心の医療の教育観点から，検査至上主義を見直し，診療における対話や診察技能を重視することを強調しました．

【本書の構成・特長】

・入門編では統計学・疫学の基礎概念を，実践編では検定の解釈と文献の活用のしかたを中心に解説しました．

・通読しても辞書的に使用しても役立つよう工夫しました．

・冒頭に覚えるべきことをポイントとしてあげ，習得目標を明確にしました．

・末尾にまとめと参考項目があり，復習と拡張学習に役立つようにしました．

・難易度の目安：
　★ 学生・研修医・コメディカル
　★★ 研修医以上・コメディカル
　★★★ 上級医・研究従事者

本書が客観性・安全性・個別性・患者との共同性を備えたより良い医療に結びつくことを願っております．

補遺：ケーススタディでは，本著でとりあげた論文のほかに最新の論文も検索して比較してみましょう．

2005年3月吉日

能登　洋

日常診療にすぐに使える 臨床統計学

ベストな診断と治療ができる！ 改訂版

contents

入門編

難易度1／難易度2／難易度3

1 総　論

contents

5 治療・予後

実践編

★ 難易度1／★★ 難易度2／★★★ 難易度3

1 総 論

4 診断・スクリーニング

5 治療・予後

ケーススタディ

付　録

Column

入門編

難易度 ★★☆

1　臨床統計学とは，臨床研究を客観的に評価・適用するためのツールです

Point　覚えるべきこと

▶ 臨床研究の結果には，偶然性とバイアスによる誤差があります
▶ 統計学的に有意差がある結果でも，臨床上の意義があるとは限りません

関連Question　Answerは本文に

▶ 検定や信頼区間の推定はどうして必要なのですか？

　医学は科学の一分野として客観性・普遍性を重視します．一方，臨床医療は医学を基礎に人間性や安全性を加味します．臨床統計学は文字どおり臨床医療と統計学の親密さを示すものであり，臨床研究を臨床現場で客観的に理解・評価・適用するためのツールです．

1　臨床研究の不確実性・限界の検証

　母集団（真実・普遍）の一部の標本を用いて行われる臨床研究の結果（エビデンス）は，そのまま母集団の特性として一般化できるのでしょうか？　臨床研究の結果は事実ですが，真実であるとは限りません．さまざまな要因の影響を受けるので，そのまま結果を鵜呑みにするのは危険です．臨床統計学は臨床における不確実を制御するツールです．
　臨床研究の結果には，偶然性とバイアスによる誤差があります（図）．サイコロを6回振ったら6の面が4回出ました．このサイコロは6の面が出やすいと言えるでしょうか．

1）偶然性

　サイコロを6回振ると，各面の出る確率は1/6であるにもかかわらず各面が1回ずつ出るとは限らないことは周知の「事実」です．この現象は偶然性による誤差（random error）のためです．統計学ではこの誤差（ぶれ）を計算することが可能なので，標本の特性（事実）から母集団の特性（真実）を推測（推定・検定）することができます．臨床統計学ではこの誤差（ぶれ）・不確実性を客観的に評価します．なお，ぶれの小ささを統計学では信頼性・再現性・精度と言います．

エビデンス（事実）＝真実＋誤差 ─┬ 偶然性（ぶれ）
　　　　　　　　　　　　　　　　└ バイアス（ずれ）

図●エビデンスの誤差

2）バイアス

計算上どんなに誤差が少なくても標本の選び方や研究方法に偏り（バイアス・ずれ）や不備があったのでは結果が歪んだものになってしまいます．サイコロの例では，6の面が出やすいように振ったり，数字を読み間違えたりすることによって結果に偏りが出てしまうことです．臨床研究評価の際にはバイアスの有無を検証し，バイアスがある場合にはどのような解析法や計算法で調整しているかを吟味することが必要です．さらに因果関係の評価においては，交絡因子の検証も重要です．

2 臨床適用価値の評価

統計学的に有意差があっても，その差が臨床上意味があるかは別問題です．臨床統計学は，検査の有効性・結果（的中度）の解釈や治療効果の予測などを客観的に行うのに役立ちます．勘や経験だけに基づく判断は危険で一貫性がありません．

補足 ①EBMと臨床統計学

臨床研究の妥当性・信頼性の検証はEBMのSTEP3（critical appraisal・批評），臨床適用価値の評価はSTEP4（実際の患者への適用性の評価）に例えられます．EBMでは臨床統計学を用いて，臨床研究結果を客観的根拠とするのです．

②数字の罠

数値・データは客観的な理解に役立ちますが，統計数字にも罠があり，数字をそのまま真実と考えることは危険です．特に検定の場合，統計学的計算自体は正しいことが多いのでそのまま信じられやすく，数字だけが一人歩きしてしまう危険性があります．また，調査による統計数字もその実際を理解していないとバイアスに翻弄されてしまいます．研究結果を臨床適用する際には，はじき出された数字の理解・判断だけでなく，どのようにしてデータが得られたのかを絶えず念頭におき，理論とのつきあわせや他の論文との一致・不一致を主体的に調べて総合判断をする必要があります．

まとめ 臨床研究報告（エビデンス）を客観的に評価して臨床に活用しましょう．

参考 → 8, 9

2 臨床疫学とは，臨床研究を検証し，それを活用するアクションです

Point 覚えるべきこと

- 臨床研究報告を活用し，安全な方針決定をします
- 臨床の現場での不確実を定量的に評価します

関連 Question Answerは本文に

- 疫学との違いは何ですか？
- 臨床研究とは何ですか？
- 臨床統計学とは何ですか？
- EBMとはどう違うのですか？

1 疫 学

公衆衛生学における疫学は疾病・事故・健康状態について，地域・職域などの多数集団を対象とし，その原因や発生条件を統計的に明らかにする学問です．疫学は疫病の流行様態を研究する学問として発足しました．

2 臨床研究と臨床疫学（clinical epidemiology）

臨床研究は，疾患に関する仮説を立て，患者を対象として，その目的が患者のためとなっている研究です．**臨床研究には観察研究と介入研究があり，その解析に用いられる統計学が臨床統計学です．**臨床疫学とは疾患に関する仮説を臨床研究で科学的に解析検証し，実証を根拠に診療するアクションです．不確実が伴う臨床医療のなかで定量（確率）的に事象を評価し，合理的で安全な方針決定をする手法と言えます．

欧米の臨床医学においても約50年前までは医師の勘や経験，権威主義的裁量権，理論だけで医療が行われていました．**しかし医師の経験則・個人意見には限界・偏りがあることや，人間は必ずしも病態生理学の理論どおりに反応しないことが注目されるようになりました．**そして，生物学的知識はあくまで仮説に過ぎず，臨床研究によって実証されるべきだと見直されるようになりました．そのような社会のニーズに応じて約50年前から，疫学の考え方を医療の臨床に応用しようという理念のもとに臨床疫学が発達してきました．それまでの病態生理学的アプローチ（特定実体の因果関係の追究）から**現象面（クリニカルクエスチョン）を出発点とした発想へとシフト**してきたのです．例えば，治療では特定の検査値の変動や局所的な生理学反応のみに注目するのではなく，心理面を含めた患者の訴え・予後・QOL（quality of life）そのものを重視することです．この臨床的手法は臨床問題解決の標準的手法として欧米では深く浸透していますが，ネーミングの印象が悪かったためか「臨床疫学」という言葉自体はなかなか定着しませんでした．

表 EBMの手順

STEP 1	クリニカルクエスチョンの定式化
STEP 2	文献検索
STEP 3	研究の妥当性と結果の信頼性・臨床的意義の批評（critical appraisal）・検証
STEP 4	実際の患者への適用（統合的臨床判断）
STEP 5	STEP 1～STEP 4の評価・フィードバック

3 Evidence-Based Medicine（EBM）

EBMは，実はこのように欧米では数十年前から臨床問題解決型の思考過程において臨床疫学として普及していました．臨床疫学は，1991年にカナダのマクマスター大学でEBMという名称を与えられてからインターネットや情報技術の発展とともに今日における進展・隆盛となりました．日本では1990年代半ばよりEBMという言葉が人口に膾炙（かいしゃ）していますが，いまだにその実態を理解せずに形骸化している印象もあります．

臨床疫学・EBMとも医療の中の不確実性に対処する重要な行動様式で，実証事実（エビデンス）を基に定量（確率）的に事象評価し不確実ななかで最も合理的な決断をしますが，**EBMの斬新な点は手順が体系化されたこと（表）とエビデンスの質について基準を示している点です．** EBMは臨床疫学が発展体系化（情報入手法と検証法）され新呼称を与えられただけであって，目新しい概念ではありません．

4 臨床活用法

臨床疫学やEBMには患者主体の医療を提供する以外にもさまざまな活用法があります．

1．臨床的思考過程が明確になることによって，**臨床能力とコミュニケーション能力の必要性**が強調され，その習得度が高まります．**EBMは臨床技能と置き換わるものではなく，従来の医療の欠点を補うものです．** 別の見方をすると，臨床研究の報告に基づいて患者に説明し協働判断することは，対話を通じて患者にもわかるような形にEBMのプロセスを組み直すことと言えるでしょう．

注意

2．生涯にわたる自己啓発型学習を実践していくための効果的な手段として役立ちます．この**自ら臨床問題を探究してそれを解決し（問題解決型思考），プロとしての力量を高めていこうという向学心に富んだ姿勢こそ医師の本来あるべき姿・患者に対する誠意です．** EBMはそのような基本理念を改めて明示した指標と言えるでしょう．

3．チーム医療・連携診療が重要性を増す現代において，医療従事者間・病院間での**情報交換のための共通語としても役立ちます．**

4．医療における客観性・普遍性の重要さ（＝グローバリゼーションの認識），透明度の高い開かれた体制の必要性（＝情報化社会への対応），医師の本来あるべき姿（＝常に自ら考え，調べる努力）を明文化した行動指標として日本の医療の欠点見直しに役立ちます．

まとめ 臨床疫学およびEBMは，臨床問題解決の際に客観的な判断基準を確立する行動様式です．

参考 ⇒ 3，47，48，49

3 Evidence-Based Medicine（EBM）は，最適な医療を提供するアクションです

Point 覚えるべきこと

- 個々の患者の臨床問題に対して以下の４つを統合して判断を下し，最適な医療を提供する行動様式です
  1）患者の意向・価値観，2）経験則，3）病態生理学（理論），4）エビデンス
- EBMは患者中心の医療を促進します

関連 Question Answerは本文に

- **EBMは文献の検索と評論ですか？**
- **EBMはマニュアル化医療ですか？**

1 従来の判断根拠

臨床医療の中心は患者です．通常，臨床の現場で検査や治療の方針を決定する際の根拠は，教科書的病態生理学や医師個人の経験・信念・通念であることが多いでしょう．しかしこの判断根拠のおき方を振り返ると，必ずしも患者の臨床的便益を考えてなかったり，検査偏重主義になってしまったり，ときには治療に臨床的効果がなかったりすることが判明し見直されてきました．臨床医学では不確実性が伴うので病態生理学には限界があるのです．また，医師の知識・経験は限られていますし，偏っています．誠意による治療も，結果として害を与えていることもあるのです．そこで臨床では新たな問題を解決したり常に最適な診療を提供したりするためには，旧態依然とした唯我独尊的な判断様式ではなく臨床研究という実用的な最新の実証報告（エビデンス）を活用するのが合理的かつ安全です．

2 Evidence-Based Medicine（EBM）とは

EBMは患者を診療するうえで生じた臨床問題を解決する際に，系統立たない経験則や病態生理学だけで処理するのではなく，最適なエビデンスを臨床統計学を用いて批評・検証（critical appraisal）し個々の患者の意向を考えに入れながら適用する手法・方法論です．換言すれば，方針決定（decision making）の際に客観的で効果的・安全な基準を確立する医療様式で，個々の医療者の臨床的技能（clinical expertise）や臨床的判断（＝art）と信頼できるエビデンス（＝science）の両面を統合し，患者ごとに最善のケアを施すアクションです（図）．どの要素が欠けても不十分です．EBMは従来の医療判断法の欠点を統合的に補い，個別化を重視した医療実践ですが，複雑難解ではなく熱意があれば実践可能です．

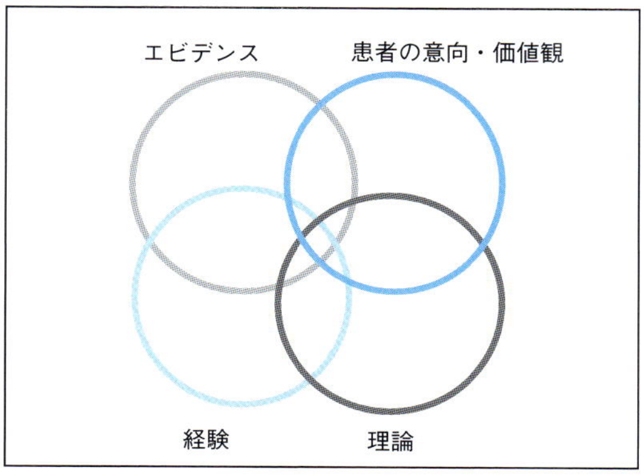

図 EBMの本質：統合的医療

注意 エビデンスを個々の患者へ適用する際はその患者の安全性と効用・合併症・意向なども十分に検討し，**ヒューマン・ファクターを加算しなければなりません．**統計学的に有意であっても臨床上意味があるとは限らないのです．患者と社会に最適な診療を提供するという最大の目的のための手法である**EBMは，患者に始まり患者に帰着するのです．**

補足 臨床研究とは

臨床研究とは，人間を対象とし，臨床的転帰を指標としている研究のことを指します．

まとめ EBMは理論・経験則と現実の連携によって患者中心の医療の向上を図ります．

参考 → 2，47，48，49，付録【1】

Column 01 温故知新

「論語（為政篇）」が出典で，孔子が師となる条件とした言葉です（故きを温ね新しきを知る，以て師と為る可し）．EBMを中心とする臨床医療において臨床統計学はScience（算術・計算）だけでなく，むしろart（言葉・話術）としての役割をもちます．統計学自体は近代に主に欧米で発展してきましたが，日本語として使用している故事成語やことわざの語源や由来を追究してみると，統計学的発想に結びつくものが少なくないことがわかります．本書のコラムでは統計学の解説に役立つ表現も取り上げていきます．

4 臨床研究の目的は，理論や経験則に基づく仮説を現実の世界で検証することです

Point 覚えるべきこと

- 臨床研究の目的は，患者中心に立てられています
- 臨床研究は被験者のデータから母集団の特徴を推論します

関連 Question Answerは本文に

- **臨床研究はどう実施・解析するのですか？**
- **標本から母集団の特徴をどのように予測推論するのですか？**
- **統計学的推測とは何ですか？**

1 臨床研究

臨床研究とは，人間を対象とした研究で，その目的が患者中心に立てられている研究です．人間は生物学的要素だけではなく環境や心理的要素の影響を大きく受けます．理論だけで予測判断するのは不可能で，人間の病態生理学には限界があるのです．一方，医療者個人の経験にも偏りや限界があり，普遍性がありません．従来の医療では不確実な分野においては，臨床研究によって仮説を検証することが重要となります．なお，治療や診断の有効性を実証するための臨床研究は臨床試験と呼ばれます．

2 倫理問題

臨床研究は最終的には人類の恩益のために行われるべきものです．しかし，必ずしも研究参加者（被験者）個人の医学的恩恵のためのものではなく，研究対象者における危険・害と恩恵のバランスを評価するためのものです．「Do no harm」（ヒポクラテス）が大原則ではありますが，予期せぬ危険・害が発生するリスクもあれば予測仮定していた効果がないことも当然あります．そのため，人間を対象とする臨床研究ではまず研究の安全性と倫理性の審査を受けます．実施にあたっては参加者への十分な説明と参加者の理解と自主的同意が必須です．また，安全監視・対策システムも必要となります．

3 手順（図）

本来知りたい対象・集団を母集団（population）と言い，手もとの研究対象者を標本（sample）と言います．国勢調査などを除き，一般に全国民や全患者を対象として臨床研究を行うのは時間・労働・費用・倫理上から，不可能・不適切です．臨床研究は母集団の一部（標本）を対象とし，その分析結果（事実）から母集団（普遍・真実）の特徴を推論します．

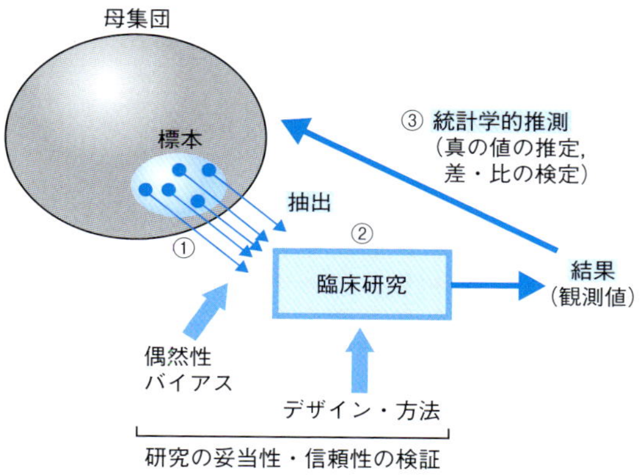

図●臨床研究の意義

①母集団から対象となる標本患者を合致基準と除外基準に基づいて選択する（抽出）
②標本を対象に臨床研究を実施する
③標本データ（観測値・頻度）を解析し母集団の特性値を統計学的に推測する（部分的事実から普遍への一般化）

4 臨床統計学

臨床研究における臨床統計学の適用は次のとおりです.

①標本抽出に伴うバイアスや交絡因子の評価や調整をする
②研究デザイン・方法の妥当性の評価をする
③偶然性を検討し，統計学的「推測」（真の値の「推定」，差・比に関する「検定」）をする

まとめ 臨床研究を客観的に評価し，臨床に活用するためのツールが臨床統計学です.

参考 → 5，49

難易度 ★☆☆

5 臨床研究には観察研究と介入研究があります

Point 覚えるべきこと
▶ 研究方法によって観察研究と介入研究に分類され，研究目的のカテゴリーに応じて適切な研究デザインを使い分けます
▶ 研究デザインには妥当性の点で水準が設定されています

関連 Question Answerは本文に
▶ 臨床研究デザインはどう使い分けるのですか？

■ 観察研究と介入研究

臨床研究とは人間を対象とした研究で，その目的が患者中心に立てられている研究です．臨床研究方法には現状をそのまま記述・分析する観察研究と，研究者が治療法などを割り付ける介入研究があります．前者にはコホート研究（cohort study），患者-対照研究（case-control study），横断研究（cross-sectional study），記述的症例集積（case series）があります．後者にはコホート研究が該当しますが，そのなかでも特に無作為化比較試験（randomized controlled study：RCT）が重要です．臨床研究のデザインには妥当性の点で水準が設定されています（図1）．

臨床研究は目的に応じてカテゴリーに分けられ，それぞれに適したデザインがあります（表）．不適切なデザインの研究は妥当性が低下します．

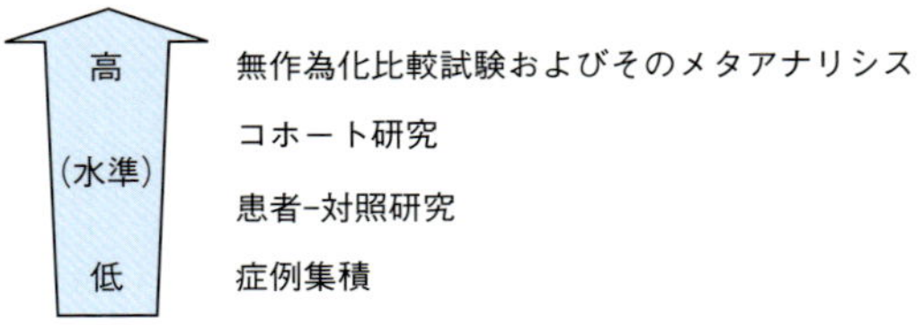

高（水準）↑ 無作為化比較試験およびそのメタアナリシス
　　　　　 コホート研究
　　　　　 患者-対照研究
低　　　　 症例集積

図1 ● 臨床研究デザインと水準

表 ● カテゴリーに応じた最適な研究デザイン

診断	罹患の疑いの高い患者を対象とした横断研究
予後	初期から十分なフォローアップをしているコホート研究
治療・予防	無作為化比較試験
病因・リスクファクター	コホート研究，患者-対照研究
副作用	あらゆる種類のデザインを考慮

補足 臨床研究デザインの時間的分類（図２）

1）コホート研究

現時点で研究対象者を要因・治療の有無によって２群に分け，時間とともに追跡してアウトカムを評価するので前向き研究とも呼ばれます．

2）患者-対照研究

現時点での疾患の有無によって患者と対照者の２群に分け，過去に受けた治療や要因の内容・有無を分類する研究です．過去に遡って調査するので後ろ向き研究とも呼ばれます．

3）横断研究

ある一時点，または期間内での要因の関連性や観測値（頻度や検査値）を調査する研究で，時間的前後関係は扱いません．

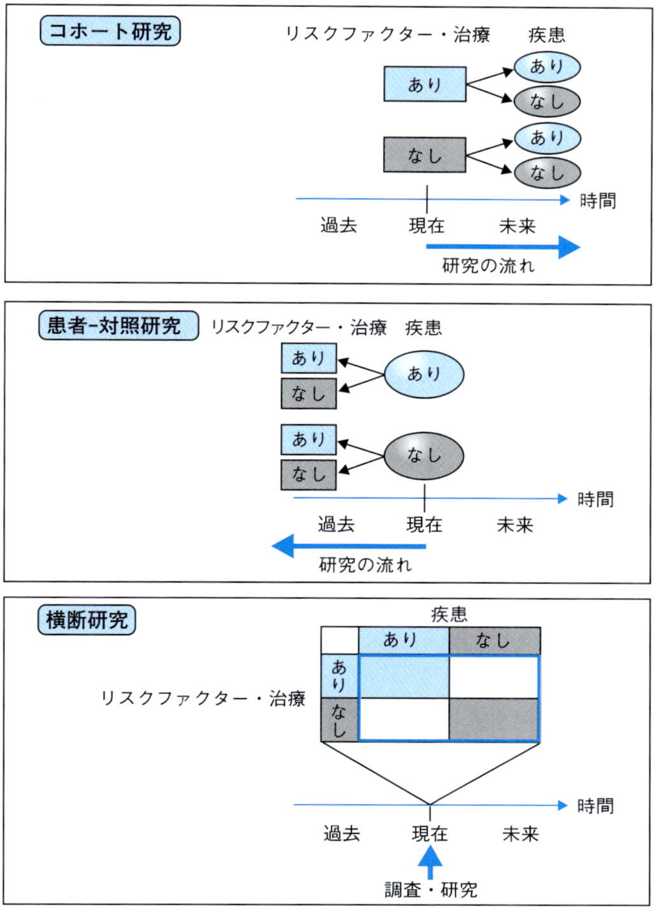

図２ 臨床研究デザインの時間的分類

まとめ 臨床研究には目的に適したデザインがあります．

参考 → 4，38，49

6 エンドポイントとは，臨床研究で究明する評価項目のことです

Point 覚えるべきこと

- 真のエンドポイントは臨床的アウトカム・予後です
- 代用エンドポイントは血圧や検査値など患者が実感できない指標です
- 代用エンドポイントが改善しても，臨床的アウトカムも改善するとは限りません
- 治療の対象は検査値ではなく患者です
- １つの研究で検証できるエンドポイントは１次エンドポイントだけです

関連 Question Answerは本文に

- **アウトカムとは何ですか？**

1 アウトカム（outcome）

臨床転帰，すなわち臨床経過の結末内容・予後のことで，治癒・死亡・発症などを指します（表）．一方，結末に限らず経過途中を含めた臨床的発件事象をイベント（event）と言います．

2 エンドポイント（endpoint）

臨床研究での評価項目・到達指標のことで，**EBMでは臨床的アウトカムを真のエンドポイントとし**，血圧や検査値は代用（surrogate，substitute）エンドポイントとします．真のエンドポイントは患者中心の指標です．代用エンドポイントは患者が実感できない指標で必ずしも予後と直結しません．代用エンドポイントを評価する際は，臨床的アウトカムとの関連性を検討する必要があります．例えば，厳格すぎる血糖管理により生命予後が悪化する場合があることが実証されています．治療の対象は検査値ではなく患者です．検査値が改善しても臨床的に改善しないのであれば治療の効果・価値はありません．まさに論より証拠（エビデンス）です．

表●疾患のアウトカム（5D）

Disease	疾患の発生，治癒
Death	死亡
Discomfort	精神・心理的症状，不快感
Disability	身体的症状
Dissatisfaction	不満足

3 複合エンドポイント（composite endpoint）

臨床的に関連した複数のエンドポイントを組み合わせて統計学的検定を行うことがあります．この一組のエンドポイントを複合エンドポイントと呼びます．

例えば，心筋梗塞予防の臨床研究において，非致死性心筋梗塞発症と全死亡と脳卒中発症のエンドポイントを一組として解析する場合です．個々のエンドポイントでは有意差が認められなくても，複数のエンドポイントを組み合わせると有意差が出てくることがあります．この場合，動脈硬化関連アウトカムという複合指標を評価できる点では臨床的に有用なのですが，研究者が何とか統計学的有意差を出そうとして無理に組み合わせているかもしれないので要注意です．

各構成エンドポイントの有意差も評価し，真のエンドポイントと代用エンドポイントが組み合わされていないか，ハードエンドポイントとソフトエンドポイント（後述）が混在していないかなどに注意する必要があります．メタアナリシスの場合には個々の文献の複合エンドポイントの共通性にも着目することが大切です[1]．

4 1次エンドポイントと2次エンドポイント

臨床研究は，最も知りたい主要評価項目を1次エンドポイントとして設置し，それに基づいて研究デザインの構成および結果の評価をします．1つの臨床研究で検証できるエンドポイントは1つだけで，これを1次（主要）エンドポイントと言います．ついでに調べておくエンドポイントを2次（副次）エンドポイントと言います．

注意 **2次エンドポイントはあくまでも仮説を探索・提唱するオマケです．1次エンドポイントで有意差がなく（＝ネガティブスタディ），2次エンドポイントで有意差を認めた場合は仮説が実証された訳ではないので気をつけましょう．** 研究デザインは2次エンドポイント究明のために設計されているわけではないので，バイアスが入り込む余地が大きく，過大視されがちだからです（図）．2次エンドポイントとして有意差が出ても，その項目を1次エンドポイントとして研究をやり直したら有意差が出なかったことも少なくありません[2, 3]．

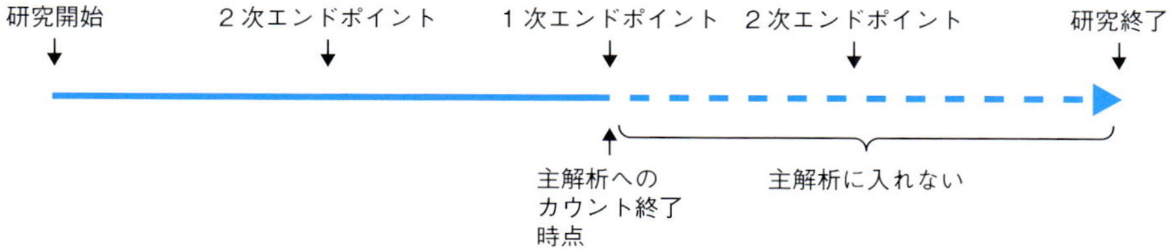

図 2次エンドポイントのからくり
研究は1次エンドポイントの検証のためにデザインされています．1次エンドポイント到達時点で統計学的に打ち切り，その後に発生したイベントは仮説検証目的の主解析にカウントしない仕組みになっています．そのため2次エンドポイントは主解析対象期間外に発生したイベントも含む可能性があるので仮説の提唱にとどまります．オマケである2次エンドポイントは大きく割り引いて解釈しましょう．

5 ハードエンドポイントとソフトエンドポイント

ハードエンドポイントとは，心筋梗塞などのように客観的な診断基準に基づいたアウトカムのことで，いつ誰が判断しても妥当性が高いエンドポイントです．一方，ソフトエンドポイントとは，入院基準などのように主観的・人情的・作為的要因の影響を受けやすいエンドポイントのことです．特に，盲検化されていない研究（PROBE法など）では研究者の先入観・贔屓目・恣意性がソフトエンドポイント判定に大きな影響を与えるので要注意です．

6 サブグループ解析と後付け解析

臨床研究では，介入（治療）やリスクファクターの有無で1次エンドポイントを比較検証しますが，さらに男女別などでの細分化比較をサブグループ解析と言います．サブグループ解析は，さまざまな患者層での結果の一貫性を概評するためのものです．一般に臨床研究は，例えば男女差を比較検証するようにはデザインされていないため，男女差の検定結果は読み飛ばします．また，各サブグループは標本数が十分でないために各結果の有意差は重視しません．

客観性・妥当性を保つためにエンドポイントは研究前に設定しておき，原則として研究開始後には変更してはいけません．しかし仮説探求として研究終了後にエンドポイントを変えて解析し直すことがあり，これを後付け解析と言います．ここで注意すべき点は，前述のように研究は本来の1次エンドポイントを基にデザインされているため，後から都合がいいように解析をし直すのはバイアスが大きく入り込むことになります．まさに後出しじゃんけんですから大きく割り引いて読みましょう．

補足 エビデンスの落とし穴

以下のような統計操作（data massage）や情報操作（spin）に気をつけましょう．

①朝三暮四

1次エンドポイントで有意差がない（＝ネガティブスタディ）場合，有意差をこじつけた2次エンドポイントを誇張する傾向があります．

②後出しじゃんけん

後付け解析では，データを好きに扱えるので都合がいいようにエンドポイントを作り直せます．また，研究開始後の中間解析結果によって研究途中でエンドポイントがすり替えられることも少なくないので気をつけましょう．

③羊頭狗肉

無作為化比較試験のメタアナリシスは妥当性・質が高いものとされています．しかし質の低い試験も含まれていると純度が低くなります．未発表データや研究スポンサーが提供したデータは妥当性の評価ができないので，そのようなデータを含むメタアナリシスの質は低くなるので気をつけましょう．

④おとり販売（bait and switch）

ソフトエンドポイントは研究者が有意差が出るように操作しやすいので危険です．そのような作為的ソフトエンドポイントを含む複合エンドポイントは，他の構成エンドポイントも有意差があったかのように錯覚することがあるので要注意です．

文　献

1）Freemantle, N., et al. : Composite outcomes in randomized trials : greater precision but with greater uncertainty ? JAMA, 289 : 2554-2559, 2003
2）Pitt, B., et al. : Randomised trial of losartan versus captopril in patients over 65 with heart failure. Lancet, 349 : 747-752, 1997
3）Pitt, B., et al. : Effect of losartan compared with captopril on mortality in patients with symptomatic heart failure : randomised trial. Lancet, 355 : 1582-1587, 2000

まとめ　臨床研究では臨床転帰を重視します．治療の対象は検査値ではなく患者です．

参考 ➡ 37，62

Column 02 ●朝三暮四

中国，宋の狙公が，ペットのサルにドングリの実を朝に３個・暮れに４個やると言うとサルが少ないと怒ったため，朝に４個・暮れに３個やると言ったところ喜んだという故事成語で，「荘子（斉物論）」などが発祥です．「目先の違いに気をとられて，本質は同じであるのに気がつかないこと」や，「うまい言葉や方法で人を騙すこと」に使われます．

臨床医療においては，１次エンドポイントで有意差のないネガティブスタディに関して，オマケである２次エンドポイントや後付け解析で有意差を捻出してすりかえ，主客転倒した誇大宣伝がされることが往々にしてあるため（文献），サルのように騙されないように気をつけましょう．なお，英語では情報操作のことを“spin”と言います．

（文献）

・Boutron, I., et al. : Reporting and interpretation of randomized controlled trials with statistically nonsignificant results for primary outcomes. JAMA, 303 : 2058-2064, 2010
・桑島巌：臨床試験におけるエンドポイントの見方・考え方．Medical Asahi，2010年５月号，pp 25-29.

7 リスクとは，ある要因をもつ人に特定の疾患・症状が発生する確率のことです

Point 覚えるべきこと

- 予測，病因・マーカー，診断，予防にリスクを活用できます
- 2群間のリスクを比較する際にはリスクの差と比の両方を評価します

関連 Question Answerは本文に

- **リスクファクター（危険因子）とは何ですか？**
- **相対リスク・寄与リスクはどう違うのですか？**

ある要因によって疾患・症状が発生する可能性が高まるとき，この要因をリスクファクター（危険因子）と言います．リスクファクターをもつ人やリスクファクターに曝露した人に将来，特定の疾患・症状などが発生する確率（発症率・罹患率）をリスク（危険度）と呼びます．例えば，「喫煙する（＝リスクファクター）人が5年間に脳卒中（＝イベント）を起こすリスクは20％である」，「男性は女性より心疾患のリスクが高い」というように使います．

1 2×2表（表）

リスクファクターの有無と疾患・症状の有無による分類（2×2表）では，各群（各コホート）内でのリスクは，次のとおりとなります．

表●リスクの計算

		発症 あり	発症 なし	合計
リスクファクター	あり	a	b	a＋b
	なし（対照群）	c	d	c＋d

リスクファクター（＋）群でのリスク＝ $\dfrac{a}{a+b}$

リスクファクター（－）群（対照群）でのリスク＝ $\dfrac{c}{c+d}$

寄与リスク（AR）＝ $\dfrac{a}{a+b} - \dfrac{c}{c+d}$

相対リスク（RR）＝ $\dfrac{a}{a+b} / \dfrac{c}{c+d}$

注：患者-対照研究ではリスクは計算不可能で，オッズを用います

$$\text{リスクファクター（＋）群でのリスク} = \frac{a}{a+b}$$

$$\text{リスクファクター（－）群（対照群）でのリスク} = \frac{c}{c+d}$$

さらに，2群間のリスクを比較検討する際には寄与リスク（絶対リスク差）と相対リスク（リスク比）を用います．

$$\text{寄与リスク} = \frac{a}{a+b} - \frac{c}{c+d}$$

$$\text{相対リスク} = \frac{\frac{a}{a+b}}{\frac{c}{c+d}}$$

2 リスクの活用

1）予　測

臨床研究報告と同じリスクファクターや特徴をもつ患者では，個々の患者での発症の有無は確約できなくても一般論として発症の確率が予測可能になるので，臨床判断の際に良い指標となります．

2）病因・マーカー

リスクファクターにより疾患発症が予測できます．しかし，リスクファクターは必ずしも病因というわけではありません．因果関係がなく，単に関連性があるようなリスクファクターをマーカーと呼びます．

3）診　断

診断検査を行う際，リスクファクターの存在により検査前確率が高まります．その結果，検査後確率（的中度）も高まり，検査結果の正確度が上がります．

4）予　防

リスクファクターが病因である場合，その早期発見・早期治療により将来の疾患発症が予防できる可能性が高まります．また，リスクファクターを多くもつ（高リスク）患者を同定し，予防効果を高めることにも役立ちます．

まとめ リスクの評価によって臨床判断がより確実なものとなります．

参考 → 14，16，17

8 統計学的推測とは，標本データから母集団の値を推測（推定・検定）することです

難易度 ★★☆

Point 覚えるべきこと
- 統計学的推測は推定と検定から成り立ちます
- 推定は，母集団の値を推算することです
- 検定は，母集団の推定値を検証することです

関連 Question　Answerは本文に
- 推測と推定はどう違うのですか？
- 検定の結果はどう表されますか？

1 統計学的推測（inference）

統計学的推測には推定と検定があります（図1）．

2 推定（estimation）

母集団（普遍・真実）すべての調査・研究をすることは実際には時間・労力・費用・倫理上から，不可能です．そこで母集団の一部（標本）を抽出・選択し，その標本の代表値（平均値・割合など）から統計学的に母集団の値（真の値）を推算し一般化します（図2）．この際，標本の平均値・割合がそのまま母集団の代表値であると推定することを「点推定（point estimation）」と言います（図3）．

ただし，標本はあくまで母集団の一部なので偶然性の影響でデータがぶれる（random error）可能性があります．そこである1つの数値（点推定）ではなく，可能性のある分布幅を推定することを「区間推定（interval estimation）」と言い，この区間推定から求まる分布幅を「信頼区間（confidence interval）」と言います．95％信頼区間とは，調査研究を100回くり返した場合に母集団の推定値が95回存在する分布幅のことで，両端を信頼限界

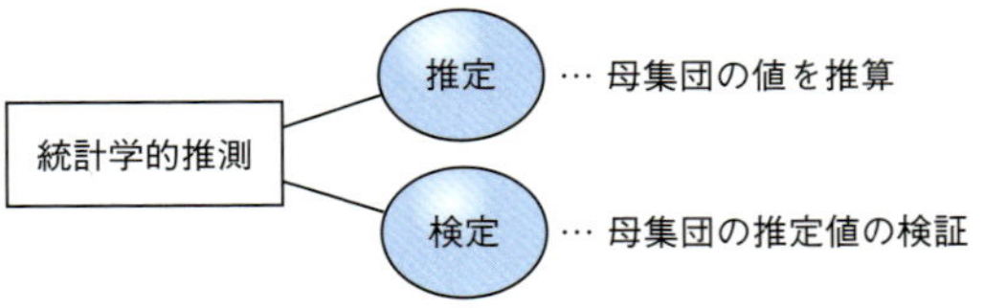

図1 ● 統計学的推測

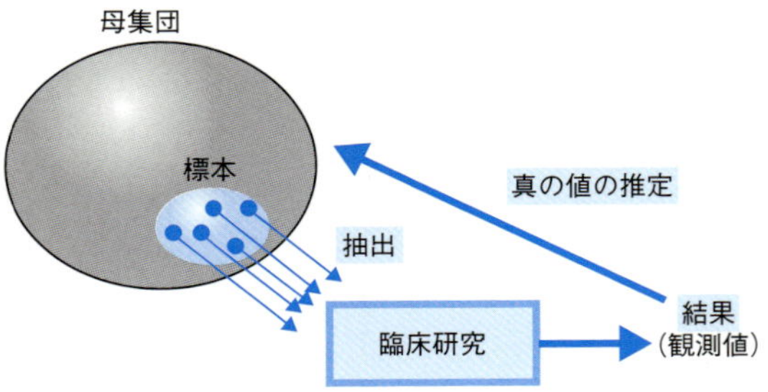

図2 ● 推定の流れ

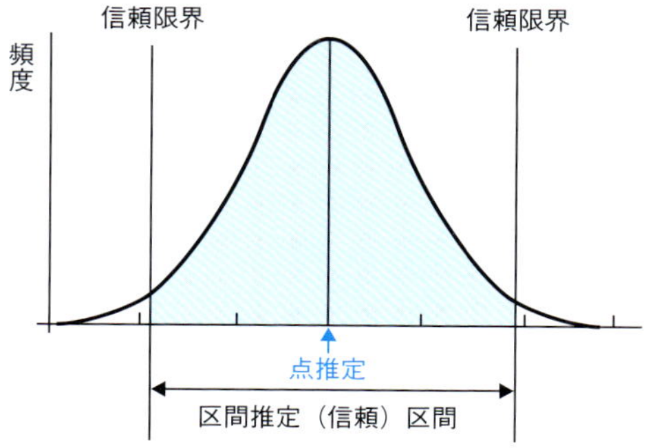

図３ 点推定と区間推定
標本の代表値をそのまま母集団の代表値とする場合が点推定で，ぶれの可能性も考慮した場合が区間推定です．点推定値から離れるほど真の値の確実性は低下します．

(confidence limit）と言います．信頼区間はデータの散らばりの程度や標本数から計算し，区間幅が狭いほど誤差（ぶれ）が小さく，推定は正確です．

3 検定（test）

偶然性を考慮し，推定値の差や比の確実性を確率的に検証（「検定」）します（**図2**）．結果は危険率（p 値）または信頼区間で表されます．

補足 標本の選び方と代表値

標本の選び方は多種多様です．その選び方によって標本の平均値や割合は変化します．あらゆる選択法による標本の平均値や割合・率の平均を「期待値」と言います．標本が無作為抽出法で選択されているなら，標本の代表値がそのまま母集団の代表値になります．

まとめ 統計学的推測により研究結果から真の値を推測します．

参考 ➡ 1，9，10，39

9 偶然性とは，ぶれという誤差をひきおこす確率的要因のことです

Point 覚えるべきこと

- 結果にぶれが生じることは避けられません
- ぶれ幅は計算可能で，検定によって信頼性（再現性・精度）を評価することができます

関連 Question Answerは本文に

- ランダム変動（random variation）とは何ですか？
- 偶然性（chance）による影響を完全排除することは可能ですか？
- なぜ偶然性による影響が存在するのですか？

臨床研究の不確実性の検証

通常，母集団すべてを対象とする研究は技術・コスト・時間・倫理上不可能なので，標本研究を行い，その結果から母集団における真の値を推測します．ただし，標本の中には母集団の標準的特徴から外れた人もいるので，この標本選択研究をくり返すと結果にぶれが生じ，結果の信頼性（再現性・精度）が低下することは避けられません．また，同一人物でも検査法の特性上，測定時にぶれが生じることもあります（図）．これが偶然性による影響（ランダム変動）で，その分，不確実さが伴い信頼性が低下します（表）．

一般に，対象者の数が少ないほど偶然性の影響を受けやすく，対象者の数が多いほど影響を受けにくくなります．偶然性によるぶれ幅を半分にするには標本数は4倍必要になります．標本数を増やせばこの誤差（ぶれ）は減りますが，0にすることはできません．

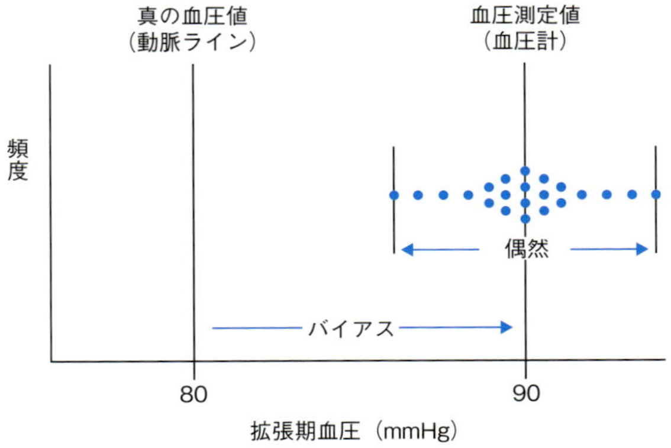

図●偶然性とバイアスによる誤差
文献1を参考に作成．

表●偶然性とバイアス

観測値＝真の値±誤差
誤　差＝偶然性＋バイアス

このぶれ幅は計算可能なので，標本の代表値から真の値を推定し，観測された差が偶然性によって生じた可能性を検定によって評価することができます．一方，バイアスは計算調整・標準化が可能なものもありますが，偶然性による誤差のように予測値を計算することは不可能です．

補足 医療の不確実性

偶然性・バイアスとも完全に排除することは不可能であり，医療には不確実性がどうしてもつきまといます．医療の限界と自分自身の限界[2)]を謙虚に認識した上で最善の行動をしましょう．

文　献

1）Clinical Epidemiology : The Essentials.（Fletcher, R. H., et al.）, Lippincott Williams & Wilkins, Philadelphia, 2005
2）Weston, G. : The uncertainty of medicine. Lancet, 374 : 1411-1412, 2009

まとめ 偶然性（ぶれ）による誤差を認識し，臨床研究の信頼性（再現性・精度）を評価しましょう．

参考 ⇒ 1，8，10，39，42，55

Column 03 ●統計学の歴史

統計学は英語でstatisticsと言いますが，この語源はstate（国家）です．統計は元来，国家や社会の様子をうつし出すための方法でした．統計の歴史は非常に古く，旧約聖書に「民数記」（Numbers）という36章の文書がありますが，これは文字通りユダヤ民族（イスラエル）の「民の数」を詳細に数えたものです．ローマ帝国も租税・軍役のため民事把握の戸口監察官（censor）を設けて集計・統計を行いましたが，これが国勢調査（census）の起源だとされています．

また，史上初の臨床研究は旧約聖書のダニエル書の第1章に記載されています．その書のなかでダニエルは食事内容と健康に関する「比較試験」の方法と結果を述べています．

10 バイアスとは，ずれという誤差をひきおこす手法的要因のことです

Point 覚えるべきこと

- 選択バイアスは，２群の患者臨床像が異なる場合，対象者の特徴が母集団の特徴から偏よる場合に生じます
- バイアスにより真の値の推定が妨げられ妥当性が低下します
- 情報収集・測定バイアスは，事前情報がある場合に生じます
- 交絡バイアスは，隠れた他の因子がある場合に生じます

関連 Question Answerは本文に

- **バイアスを減らすにはどうしたらいいのですか？**

表●三大バイアス

①選択バイアス
②情報収集・測定バイアス
③交絡バイアス

バイアスとは，ずれという誤差をひきおこす要因のことで，バイアスがあると標本の代表値から真の値を推定する際に誤った結論が導かれる危険性があります．バイアスは臨床研究開始時から解析段階および発表段階までのどの段階でも起こりえます．バイアスには数多くの種類がありますが，右の３つのカテゴリーに大別されます（表）．

さまざまな工夫を凝らしても実際にはバイアスを完全に排除することは不可能です．大切なのは，**研究者にとっても論文読者にとってもどこにバイアスがあり，どうやって見つけ，どう対処したらいいかをわきまえることです**．さらにバイアスによる臨床方針上の影響の大きさを見積もることも重要です．

1 選択バイアス（selection bias）

比較する２群の患者臨床像（年齢・性別・合併症など）が異なる場合や，対象者の特徴が母集団の一般的特徴から偏る場合に生じます．後者に関しては，臨床研究にボランティアとして参加する人は一般に病気への関心が高くコンプライアンスが高いので，実際の臨床現場よりも治療効果が高く出ることが少なくありません．特に医療従事者を対象とした臨床研究は一般には敷衍しにくいこともあるので要注意です．研究実施施設における患者層の特徴にも気をつけましょう（紹介バイアス）．

【対策】 無作為割り付け，マッチング，計算による調整・標準化解析，層別化解析，ITT（invention to treatment）解析，高い追跡率の維持

2 情報収集・測定バイアス（information bias/measurement bias）

事前情報がある場合，観測項目の重点のおき方や検査頻度が変わって客観的評価が困難になります．

【対策】 二重盲検，第三者による診断評価（放射線画像・病理診断など），感度解析（sensitivity analysis）

3 交絡バイアス（confounding bias）

随伴する隠れた別の因子があると，本来は関連のない因子間に関連があるようにみえてしまうことがあります．

【対策】 マッチング，計算による調整・標準化解析

補足 バイアスに関する注意事項

1）平均値への回帰

偶然性（ランダム変動）のために結果が改善してみえるだけのこともあります（**実践編55**参照）．

2）リードタイム・バイアス（lead-time bias）

早期検診によって見かけの予後が向上することです．早めに見つかればそれだけ死亡までの時間が長くなるだけで，実は検診が予後向上に結びついていない場合です．

3）レングス・バイアス（length bias）

年一度の検診では経過の急速な疾患は見つけにくく，経過の緩徐な疾患は見つけやすくなります．検診で見つかる疾患はもともと経過が緩徐で予後が比較的良好の可能性が高いのです．さらに経過が緩徐な疾患ほど治療が奏効する可能性が増えます．

4）診断能力・治療法向上による見かけの予後改善

過去のデータとの直接の比較は困難で危険です．

5）出版バイアス

一般にポジティブな結果が出たもののみ論文にする傾向があるので，水面下のネガティブなデータは不明です．特に製薬企業がスポンサーとなっている場合や研究者が特許をもっている場合にこの傾向が強くなります．最近では主要医学誌では論文著者とスポンサーとの関係・株所有状態や特許所有情報も記載されるようになっています（**入門編6，ケーススタディ4**参照）．

6）紹介バイアス

大病院や大学病院には重症例や稀な疾患が集中するので，一般敷衍時には注意する必要があります．また，新しい疾患概念が提唱された場合，その直後には報告が増えるものの時間の経過とともに斬新さが薄れ報告が減ることも少なくありません．

まとめ バイアス（ずれ）を認識し，臨床研究の妥当性を評価しましょう．

参考 ➡ 1，8，9，31，39

11 **エビデンスの検索・選別**には，EBM STEP1 のキーワードを活用します

Point 覚えるべきこと

- キーワードを利用して論文を取捨選択します
- 二次資料も有効利用しましょう

関連 Question Answerは本文に

- **エビデンスの検索手段にはどのようなものがありますか？**

1 エビデンス検索ツール

1）コンピュータやインターネット上でのデータベース

コンピュータやインターネット上でのデータベースとして『MEDLINE』があり，その検索ツールとして無料でインターネット経由で利用できる『PubMed』（http://www.ncbi.nlm.nih.gov/entrez/query.fcgi）とOvid Technology社のブラウザ『Ovid-MEDLINE』などがあります．最新の文献が入手できる反面，膨大なリストから適切な文献を選別するのに時間がかかります．

2）エビデンス精選集

エビデンスを精選した二次資料の利用は，文献選択と検証をスキップできるので効率的です．その引用文献欄から原文にあたるのが確実です．その分患者の診察に時間をかけることができます．ただし単なるエビデンスの寄せ集めではなく，**検証された質の高い臨床研究報告集でなければなりません．**

①『ACP-Journal Club』

アメリカ内科学会が発行する隔月誌で，有名医学誌に掲載された臨床研究報告の要約と，それに対する批評コメントが掲載されています．

②『UpToDate』

4カ月ごとに改訂され，引用エビデンスのMEDLINE抄録も搭載されています．また，臨床研究報告のない疾患については専門家が私見または通説として勧告を記述しています．DVD-ROMまたはインターネットで利用します．

③『Cochrane Library』

臨床研究をまとめて再解析したもので，英語以外の言語の文献も含まれている見落としの少ない情報資料です．日本語版もありますが翻訳がかなり遅延しているので利用には注意が必要です．

④ Users' Guides to the Medical Literature

『JAMA』に連載されているEBM実践集で，臨床シナリオを基にEBM実践のSTEP1～4を詳細に解説しています．EBMの勉強のうえでも価値が高いものです．単行本としても出版されており，日本語版もあります．

⑤ The Rational Clinical Examination

『JAMA』に掲載されているシリーズで，病歴や症状や身体所見の診断上の妥当性（感度，特異度，尤度比など）について症例を基にEBMスタイルで解説されています．

3）エビデンスに基づいたガイドライン

近年，日本でもエビデンスに基づいたガイドラインが増えてきました．出典根拠となっている文献論文にあたるのも効率のいい検索法です．ただし，上述の二次資料同様，単なる論文の引用でなく，個々の論文のランクや勧告の強さも明記されているガイドラインに限ります．

2 臨床研究報告検索手順

エビデンス検索ツールや二次資料が充実してきたのでエビデンスの選別は簡単に確実にできるようになってきましたが，エビデンスが目の前の患者に最適かどうかは主治医が自分で判断しなければなりません．

一般的な検索選択手順は図の通りです．

3 効率よく臨床研究報告を選択するには

まずは検証・適用する価値があるか判断，選択しなければなりません．検索の結果，臨床研究報告が1つに絞られることは少ないので，検索を実行する際に**検索項目にSTEP1で利用したキーワードや適正な研究デザインを入力してエビデンスを絞っておくと効率的です**．信憑性の高い二次資料の引用文献を入手するのも一案です．

医学文献は通常第1ページに要約（abstract）として研究背景，目的，対象，研究法，結果，考察，結論が太字で記載されています．『MEDLINE』や『UpToDate』のデータベースにはこの要約部が掲載されているので，まずはこの部分を読んで臨床研究報告を取捨選択し

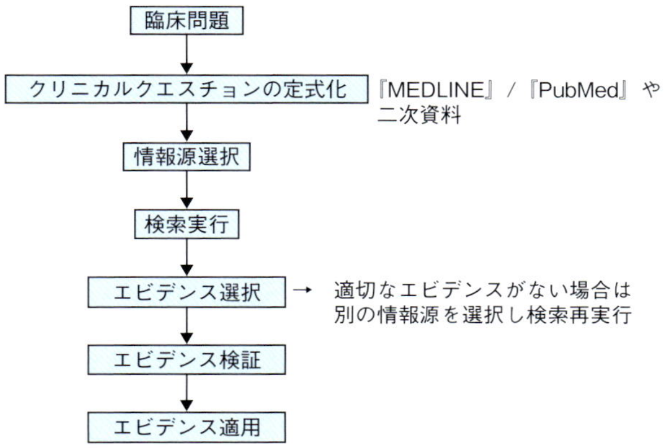

図 エビデンス検索手順

ます．この際，効率よく読解・選別する方法はEBMの**STEP1で定式化したクリニカルクエスチョン（表1）のポイントと研究デザインを拾い読みして最適なエビデンスを選択することです（表2，表3）**．研究デザインが不適切であったり対象患者層があまりにも異なっていたりする場合は，そのエビデンスは活用せず次の臨床研究報告の選別に移りましょう．読む価値や適用性の可能性がありそうなエビデンスを選択したら（表4），本文を読んでカテゴリーごとに批評（critical appraisal）へと駒を進めます．

表1 ●クリニカルクエスチョンの定式化（EBM STEP1）

P	患者
I	介入（治療）・条件
C	比較対照
O	アウトカム

表2 ●クリニカルクエスチョンのカテゴリーとキーワード（青字）

1. 臨床所見・症状	病歴や診察から得られた身体所見や症状をどう解釈するか？
2. リスクファクター・病因	疾患の要因・病因（etiology）をどう同定するか？
3. 鑑別診断	鑑別診断の順位をどのようにつけたらいいか？
4. 診断検査	検査の感度（sensitibity）や特異度（specificity）を考慮したうえで診断を確定したり除外したりするために，どの検査を選択し，結果をどう解釈したらいいか？
5. 予後・経過	疾患の臨床経過・予後はどう予期されるか？　合併症のリスクはどのくらいか？
6. 治療	どの治療によって症状・発症率（morbidity）・死亡率（mortality）が最も低下し，副作用・危害（harm）が最も少ないか？
7. 予防	どのようにしてリスクファクター（危険因子）の同定と改善によって発症を予防できるか？ どのようなスクリーニングによって疾病を早期発見し死亡率を低下できるか？
8. ガイドライン	検査や疾患の予防・治療に対するガイドライン・勧告の内容と信憑性は？

表3 ●カテゴリーごとの最適な研究デザイン

リスクファクター・病因	コホート研究，患者-対照研究，無作為化比較試験
診断	横断研究
予後	コホート研究，無作為化比較試験
治療・予防	無作為化比較試験

表4 ●エビデンスのクイック・チェック項目

リスクファクター・病因	・対照群と患者層との相違はないか？ ・両群とも同様に要因への曝露とアウトカムが測定されているか？
診断	・gold standardとのブラインド比較がされているか？ ・実際の臨床での患者層との相違は大きくないか？
予後	・追跡期間は長く，追跡率は高いか？ ・対象者の属性が明確化されているか？
治療・予防	・無作為化比較試験か？ ・ITT解析がされているか？ ・二重盲検が行われているか？

補足 Google Scholar

インターネット検索エンジンのGoogle には，学術誌を検索するGoogle Scholar（http://scholar.google.co.jp/schhp?hl=ja）という補助機能があります．薬剤に関してPubMedと検索性能比較すると次のような特徴があります[1)]．

PubMed　原著検索率が高い．

Google Scolar　総ヒット数が圧倒的に多い（特に2000年以前の文献）．

両者とも，全文フリー誌のヒット数は有意差なし．

文　献

1）Freeman, M. K., et al. : Google Scholar versus PubMed in locating primary literature to answer drug-related questions. Ann Pharmacother, 43 (3) : 478-484, 2009

まとめ キーワードとチェック項目を重視して質の高い文献を選別しましょう．

参考 → 11，47，50

Column 04 論より証拠（エビデンス）

日本でＥＢＭという言葉が使われるずっと以前から理論の限界と証拠（エビデンス）の重要性が指摘されていた意味で興味深いことわざです．英語では“The proof of the pudding is in the eating”と言いますが，味見と言えば古代中国でも紀元前2737年に帝王 神農が草木を「なめて」その効能と毒性を調べ教えたと言われています．現在中国では神農は謦薬の神様として祀られています．現在日本では湯島聖堂において神農祭が毎年開催されています（http://www.seido.or.jp/cl02/detail-10.html）．

難易度 ★★☆

12 システマティックレビュー，メタアナリシスとは，偶然性やバイアスの影響を最小限にするための解析方法です

Point 覚えるべきこと
- ともに複数の臨床研究の統合再解析です
- システマティックレビューは，EBM式の検証手順でまとめた分析です
- メタアナリシスは，定量的に表す分析です

関連 Question　Answerは本文に
- 『Cochrane Library』はどのようなデータベースですか？

■ システマティックレビューとメタアナリシス

　どんなに精巧に企画された臨床研究であっても**偶然性やバイアスの影響**がないわけではありません．そこで多くの研究を収集統合し，再分析することでそれらの影響をできる限り減らそうという解析研究法がシステマティックレビュー（systematic review）とメタアナリシス（meta-analysis）です．**EBM式の検証手順でまとめた分析がシステマティックレビュー**で，**研究結果をオッズ比などで定量的に表す解析がメタアナリシス**です．前者は批評（critical appraisal）という過程を重視しており，定量的に結果を表す（オッズ比）かは問いません（図1）．ただし，バイアスが完全にないわけではないので，システマティックレビュー，メタアナリシスとも客観的に検証する必要があります（表，図2）．

　なお無作為化比較試験（randomized controlled trial：RCT）を統合再分析している『Cochrane Library』の論文はすべてシステマティックレビューと呼ばれています．

```
研究テーマの設定
    ↓
エビデンスをもれなく収集
    ↓
各エビデンスの妥当性評価
    ↓
メタアナリシスによる統計学的解析 （定量的な結果表現）
    ↓
結果の解釈
    ↓
編集と更新
```

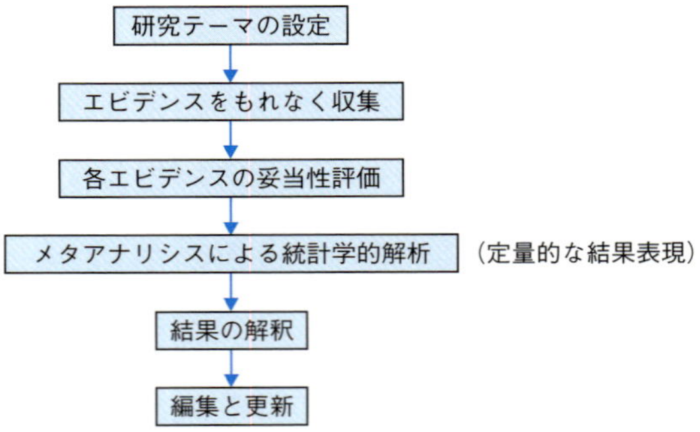

図1● システマティックレビューとメタアナリシス

補足 ①メタアナリシスの目的[2)]

1）1次エンドポイントとサブグループ解析の統計学的検出力（power）の増強

2）研究報告によって結果が相反する場合の不確実性を解決

3）効果の大きさの推定精度の向上

4）個々の研究終了後に生じたクリニカルクエスチョンの解決

②メタアナリシスの限界[3, 4)]

1）出版バイアスの影響を受けやすい

2）分析研究の均一性（患者層・評価基準・治療内容・結果）が問われる
（個々の研究結果が大きく異なる場合はその違いを説明する要因を探求し，新たな仮説として提唱）

3）ITT解析ができない

4）個別化判断がしにくい（結果はオッズ比で表され，リスク差は算出されない）

表●システマティックレビュー，メタアナリシスのチェックポイント

- 包括的な文献検索がされ，もれなく批評されているか？
- ２人以上の査読者によって別々に検索・批評されているか？
- 原著の詳細の記載および妥当性の評価をしているか？
- 統合する適切さを検討しているか？
- 各エビデンスの結果は一致しているか？

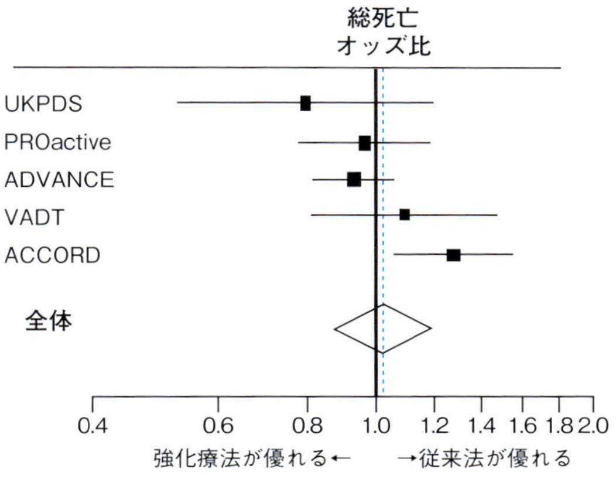

図2●メタアナリシスの読み方

2型糖尿病治療で，血糖管理強化群と従来法群の総死亡リスクを比較検証した無作為化比較試験（UKPDS, PROactive, ADVANCE, VADT, ACCORD）の各オッズ比（≒相対リスク）を統合解析したメタアナリシス（文献1を参考に作成）です．■は各研究結果（＝真の値の推定値）で，横棒は95％信頼区間（推定結果のぶれ幅）を示します．また，ダイヤモンドの中心（点線）は統合オッズ比，幅は統合信頼区間を示します．オッズ比1.0の実線より左の領域に横棒やダイヤモンドが完全に入っていれば，どの誤差値であってもオッズ比は1.0未満なので強化療法が「確実に」優れる（＝統計学的有意差を認める）ことになり，逆にオッズ比1.0より右の領域に完全に入っていれば確実に（有意に）従来法が優れることになります．横棒やダイヤモンドがオッズ比1.0の実線をまたいでいれば強化療法が優れるのか従来法が優れるのか「確実には」判定できません（＝統計学的有意差なし）．統合結果では血糖強化管理による総死亡の有意な増減を認めませんが，ACCORDでは総死亡が確実に増加していることに着目しましょう．統合結果だけに目が行くと重要なメッセージを見落とす危険があります．

文　献

1）Ray, K. K., et al. : Effect of intensive control of glucose on cardiovascular outcomes and death in patients with diabetes mellitus : a meta-analysis of randomised controlled trials. Lancet, 373 : 1765-1772, 2009
2）Sacks, H. S., et al. : Meta-analysis of randomized controlled trials. N Engl J Med, 316 : 450-455, 1987
3）Sud, S. & Douketis, J. : The devil is in the details…or not? A primer on individual patient data meta-analysis. Ann Intern Med, 151（2）: JC1-2, 2009
4）Smith, G. D. : Meta-analysis : Unresolved issues and future developments. BMJ, 316 : 221-225, 1998

まとめ　エビデンスとして水準の高いシステマティックレビュー，メタアナリシスにも偶然性（ぶれ）やバイアス（ずれ）による誤差が残ります．

参考 → 49，65，66

Column 05 ● 光るものすべて金ならず

英語のことわざ“All that glitters is not gold”は12世紀に誕生したと言われています．EBMにあてはめれば，有名誌に掲載されたすべてのエビデンスの質が高いとは限らない，ということになります．なかには努力賞・アイディア賞・政治賞・美人コンテスト賞（結果は印象的だが科学的な説明ができない）といったものも少なくありません．批評眼を養い，本質を見抜く姿勢を失わないことが重要です．

一般にメタアナリシスは最高位のエビデンスレベルとして位置づけられますが，統合するエビデンスに質の低いものがあるとメタアナリシス自体のレベルも低下します．システマティックレビューを通じて「不純物」を見抜き，自分で「鑑定する」ように努めましょう．

13 統計学用語や数式を覚えるいい方法は，研究の流れや結果を図表化する習慣を身につけることです

Point 覚えるべきこと

- エビデンスを読解・批評する際に，自分で2×2表や研究のフローチャートを作成する習慣を身につけましょう
- 臨床統計学は，解釈・活用するのが目的です

関連 Question Answerは本文に

- **どの程度の統計学用語を覚えたらいいのですか？**
- **エビデンスの批評の仕方はどう学習したらいいでしょうか？**

1 基本用語

統計数式を暗記しようとするのではなく，2×2表（疾患と，検査や要因との関連表）での意味を理解すると実用的知識として身につきます．臨床医学において**数式はあくまで理解の補助であり，臨床統計学は計算ではなく解釈・活用するのが目的です**．スポーツと同じで，行動に移さなければ理論ばかり勉強しても役立つ知識は身につきません．臨床応用のなかで利用して初めて意味をもつので，多くの臨床研究報告に触れ，自分で2×2表やフローチャートを書いて実践的・視覚的に把握すると理解・記憶も保持されます．**文献を読んだら結果を表にまとめる習慣をつけましょう**（図1，表）．特に検査に関する用語は臨床上の偽陽性（過剰診断）・偽陰性（見落とし）という誤診があることに着目すると実感がわくと思います．

アメリカ内科学会出版の『ACP Journal Club』では各最新文献で表が作

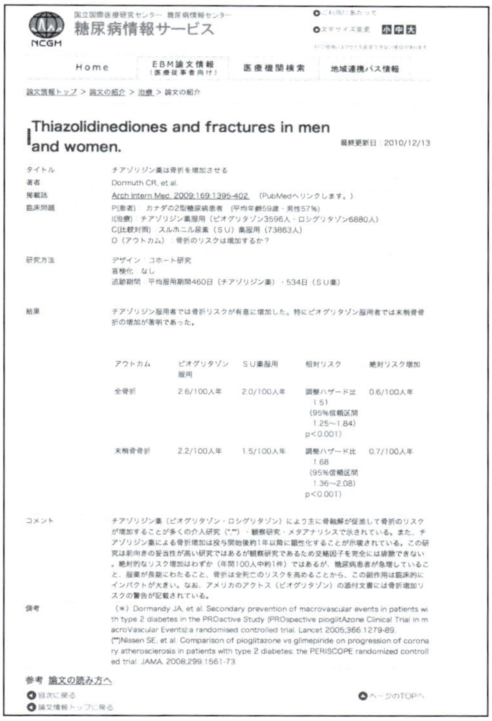

国立国際医療研究センター　糖尿病情報センター
糖尿病情報サービス
NCGH
ご利用にあたって
文字サイズ変更　小 中 大

Home | EBM論文情報（医療従事者向け） | 医療機関検索 | 地域連携パス情報

論文情報トップ > 論文の紹介 > 治療 > 論文の紹介

Thiazolidinediones and fractures in men and women.

最終更新日：2010/12/13

タイトル：チアゾリジン薬は骨折を増加させる
著者：Dormuth CR, et al.
掲載誌：Arch Intern Med. 2009;169:1395-402.（PubMedへリンクします。）
臨床問題：
P(患者)：カナダの2型糖尿病患者（平均年齢59歳・男性57%）
I(治療)：チアゾリジン薬服用（ピオグリタゾン3596人・ロシグリタゾン6880人）
C(比較対照)：スルホニル尿素（SU）薬服用（73863人）
O（アウトカム）：骨折のリスクは増加するか？

研究方法：
デザイン：コホート研究
盲検化：なし
追跡期間：平均服用期間460日（チアゾリジン薬）・534日（SU薬）

結果：チアゾリジン服用者では骨折リスクが有意に増加した。特にピオグリタゾン服用者では末梢骨骨折の増加が著明であった。

アウトカム	ピオグリタゾン服用	SU薬服用	相対リスク	絶対リスク増加
全骨折	2.6/100人年	2.0/100人年	調整ハザード比 1.51（95%信頼区間 1.25～1.84）p<0.001）	0.6/100人年
末梢骨骨折	2.2/100人年	1.5/100人年	調整ハザード比 1.68（95%信頼区間 1.36～2.08）p<0.001）	0.7/100人年

コメント：チアゾリジン薬（ピオグリタゾン・ロシグリタゾン）により主に骨融解が促進して骨折のリスクが増加することが多くの介入研究（*,**）・観察研究・メタアナリシスで示されている。また、チアゾリジン薬による骨折増加は投与開始後約1年以降に顕性化することが示唆されている。この研究は前向きの妥当性が高い研究ではあるが観察研究であるため交絡因子を完全には排除できない。絶対的なリスク増加はわずか（年間100人中約1件）ではあるが、糖尿病患者が急増していること、服薬が長期にわたること、骨折は全死亡のリスクを高めることから、この副作用は臨床的にインパクトが大きい。なお、アメリカのアクトス（ピオグリタゾン）の添付文書には骨折増加リスクの警告が記載されている。

備考：
（*）Dormandy JA, et al. Secondary prevention of macrovascular events in patients with type 2 diabetes in the PROactive Study (PROspective pioglitAzone Clinical Trial in macroVascular Events):a randomised controlled trial. Lancet 2005;366:1279-89.
(**)Nissen SE, et al. Comparison of pioglitazone vs glimepiride on progression of coronary atherosclerosis in patients with type 2 diabetes: the PERISCOPE randomized controlled trial. JAMA. 2008;299:1561-73.

参考 論文の読み方へ
目次に戻る
論文情報トップに戻る
ページのTOPへ

図1 国立国際医療研究センター糖尿病情報センターによる論文紹介サイト
http://www.ncgm-dmic.jp/public/articleInfoSearch.do

表● 2×2表の活用

(1) 検査の診断特性

		疾患	
		あり	なし
検査	陽性	a（真陽性）	b（偽陽性）
	陰性	c（偽陰性）	d（真陰性）
	合計	a＋c	b＋d

感度＝$\frac{a}{a+c}$，特異度＝$\frac{d}{b+d}$

尤度比＝$\frac{感度}{1-特異度}=\frac{a}{a+c}/(1-\frac{d}{b+d})$

◆感度・特異度は表を縦に読みます

(2) 検査結果の予測や評価

		疾患		合計
		あり	なし	
検査	陽性	a（真陽性）	b（偽陽性）	a＋b
	陰性	c（偽陰性）	d（真陰性）	c＋d
	合計	a＋c	b＋d	a＋b＋c＋d

検査前確率（有病率）＝$\frac{a+c}{a+b+c+d}$，検査後確率（的中度）＝$\frac{a}{a+b}$

◆検査前確率（有病率）・検査後確率（的中度）は表を横に読みます

(3) 病因・リスクファクター・治療・予後評価

		発症		合計
		あり（症候群）	なし（対照群）	
治療・リスクファクター	あり	a	b	a＋b
	なし	c	d	c＋d
	合計	a＋c	b＋d	a＋b＋c＋d

発症率＝$\frac{a}{a+b}$，$\frac{c}{c+d}$

相対リスク＝$\frac{a}{a+b}/\frac{c}{c+d}$

絶対リスク差＝$\frac{a}{a+b}-\frac{c}{c+d}$

◆発症率は表を横に読みます

注：相対リスク・絶対リスク差はコホート研究で使用します．患者-対照研究ではオッズ比ad/bcで相対リスクを近似します

成されており，感度・特異度・尤度比やNNTなどが一目瞭然です．さらに批評（critical appraisal）のコメントもあるので臨床疫学・EBMの実力をつけるのに最適です．

公式や2×2表のメモを持ち歩いたりインターネット（図2）を利用したりすると実用的です．PDA（携帯小型コンピュータ）やスマートフォン用統計計算プログラムも充実してきています．

2 無作為化比較試験（RCT）のフローチャート

研究のデザインと目的を理解し，自分で研究のフローチャートを書くようにすれば批評項目を暗記する必要はないでしょう（図3）．**重要な点は研究のバイアス検証と偶然性評価（統**

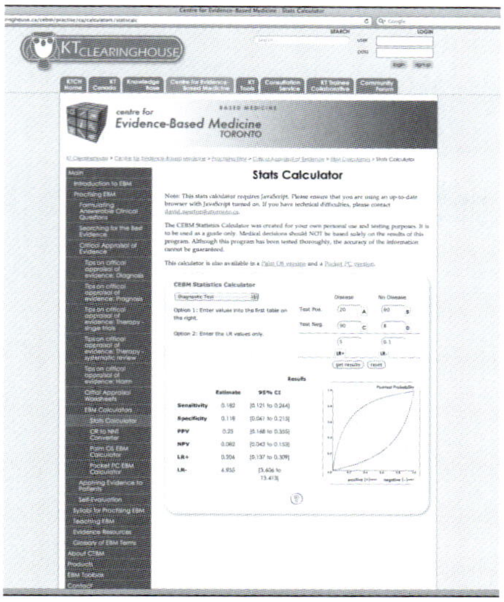

図2 統計計算サイト

http://ktclearinghouse.ca/cebm/practise/ca/calculators

PDA用プログラムも同サイトにあります.

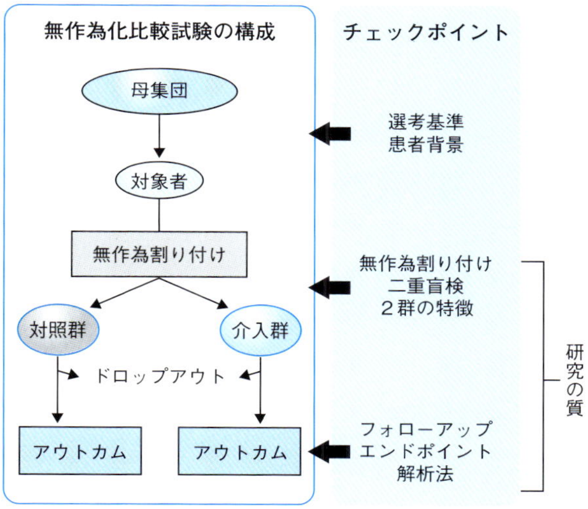

図3 無作為化比較試験（RCT）の構成とチェックポイント

計学的検定）です.

3 検　定

臨床研究に一般に用いられる検定法とその評価は次の通りです.

1）検　定

・連続数（検査値など）→t検定

・頻度（発症率や分類）→χ^2（カイ二乗）検定，生存曲線ではログランク検定

2）評　価

・*p*値：本来は差がないのに偶然性の影響で差が出たと考えられる確率．すなわち結論のウソっぽさ．5％未満なら有意差ありとします.

・信頼区間：測定観測値の差や比の母集団における推定値が分布する数値幅．すなわち推定値の誤差（ぶれ）幅．差の信頼間が0（比なら1.0）をまたいでいなければ有意差があるとします.

補足　感度・特異度と尤度比

感度・特異度は古典的な基本概念で，分割表での計算や尤度比計算にも応用が利く反面，計算の点では実用性に欠けます．ただし検査選択に際しては現在でも貴重な情報となります（入門編30参照）.

一方，尤度比は感度・特異度を1つにまとめあげたものなのでノモグラムを利用すれば非常に実用的です．このため近年では感度・特異度よりも重視されているほどです．しかしノモグラムがなければ検査後確率計算は煩雑で，病棟・外来では事実上計算不可能です.

いずれの場合も，PDA・スマートフォンを利用すれば一瞬で検査後確率を求めることができ

ます．「臨床」統計学は統計「計算」をすることが目的ではなく，臨床に「活用」することが目的です．

まとめ 数式はあくまで理解の補助であり，臨床統計学は計算ではなく解釈・活用することが目的です．

参考 ➡ 17，25，27，31，40

14 リスクファクター（危険因子）とは，疾患の発生と関連ある予測因子のことです

Point 覚えるべきこと

- リスクファクター，予後因子は，臨床経過の進展を予測するものです
- リスクファクター以外にアウトカムにかかわる交絡因子の存在に気をつけましょう

関連 Question Answerは本文に

- 予後因子とは何ですか？
- 交絡因子とは何ですか？

1 予測因子

将来発生する疾患は，ある所見や疾患によって予測可能なことがあります．この予測因子のことをリスクファクター（危険因子）と言います．また，現在の疾患の予後を予測する所見や合併症を予後因子と言います．一般にリスクファクター・予後因子としては患者の背景（性別，年齢など）や病期，合併症があります．各因子によってアウトカムに与える影響の大きさも異なります．

リスクファクター・予後因子は臨床経過と強く関連していて，その進展を予測するものです．アウトカムと直接の病態生理学的因果関係は必ずしもありません．また，リスクファクター・予後因子を治療・是正しても，疾患の発症率が減少するとは限らないこともあります（表）．

2 交絡因子（confounding factor）

因子Aが本当は直接的にはアウトカムに関連していなくても，その因子Aに付随し表面には現れていない別の因子Bが直接アウトカムに関連しているために，因子Aがアウトカムの原因にみえてしまう場合があります．例えば飲酒者には喫煙者が多いので，肺癌の発生率も増加します．この場合は飲酒は肺癌と直接の因果関係がなくても一見因果関係があるようにみえてしまいます（図）．このようにある因子とアウトカムにかかわる隠れた別の因子を交

表●心筋梗塞のリスクファクター例

年齢（男性45歳以上，女性55歳以上）	是正不可能
喫煙	禁煙により心筋梗塞発症率低下
糖尿病	血糖値低下による心筋梗塞発症率の有意な低下の実証は乏しい

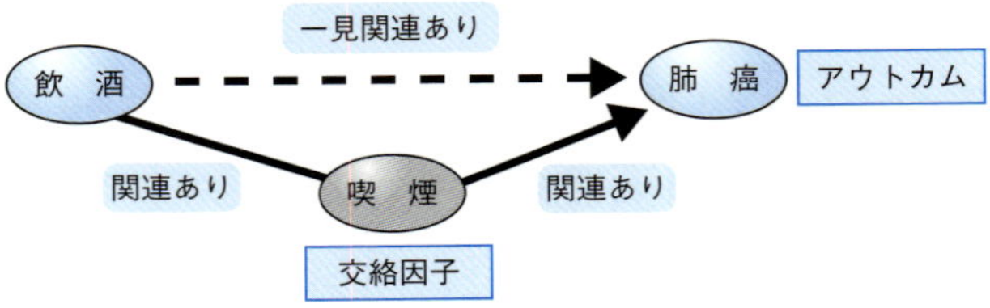

図●交絡因子

絡因子と言います．病因・害・治療効果・予後に関する研究報告を吟味する際は，交絡因子の存在にも気をつけなければなりません．交絡因子があるとアウトカムは，リスクファクターや治療から直接生じたのか，交絡因子のために生じたのかわからなくなってしまいます．

まとめ リスクファクターを評価する際は病態生理学的な因果関係も検証しましょう．

参考 ➔ 7，15，34，52

Column 06●狐と風

「虎の威を借る狐」は中国の「戦国策（楚策）」由来の故事成語です．狐が虎を騙して追従させてきたのをみた他の動物は虎への恐怖から逃げ出しましたが，虎は狐を恐れて逃げたのだと思い込みました．統計学的に解釈すると，「狐＝脅威」という事実関係が成立します．しかし事実は真実とは限りません．真実は，狐の背後にいた「虎＝脅威」です．この虎の存在を交絡因子と言います．交絡因子があると，この狐のように本当は結果とは無関係でありながら一見関係があるようにみえてしまいます．

日本には「風が吹けば桶屋が儲かる」という江戸時代からのことわざがあります．これは7段からなる論法で，確率的には非常に低いものの因果の連鎖反応を示しており交絡因子のイメージとしては的確です．実際の医療ではこのすべての因子を究明するのは不可能ですが，経済学では乗数効果などの例えに利用されることがあります．

難易度 ★★☆

15 病因・リスクファクターを疫学的に実証するには，コホート研究や患者−対照研究が適しています

Point 覚えるべきこと

▶ コホート研究や患者-対照研究において，要因の有無による発症率の比やオッズ比を検討します
▶ リスクファクターは必ずしも病因であるとは限りません

関連 Question Answerは本文に

▶ 因果関係はどのように実証するのですか？

1 研究法

　ある因子・要素とアウトカム（例えば飲酒量と心疾患リスク）の関連性を検証するのなら，ある一時点または一定期間内のデータを横断研究（cross-sectional study）によって解析するのが簡便です．ただし，横断研究では因果関係（時間上の前後関係）を判定するのが困難ですし，バイアスや交絡因子の関与も少なくありません．

　因果関係・リスクファクターの影響の実証には，コホート研究（cohort study）や患者−対照研究（case-control study）が適しています．両者とも時間上の前後関係が明確ですし，病因・リスクファクターによる影響の大きさもそれぞれ相対リスク・オッズ比として推定できます．コホート研究ではさらに集団における罹患率が出るので絶対的なリスク差（寄与リスク）の計算も可能です．統計学的検定によって有意差を検討しますが，臨床上は相対リスク・絶体リスク差（寄与リスク）・オッズ比の大きさの評価のほか，医学的因果関係も吟味する必要があります．

2 因果関係

　健康障害の発生要因には病因・宿主要因・環境要因の3要素があります．リスクファクターは必ずしも病因とは限りません．病因ではなく関連性だけがあるリスクファクターはマーカーと呼ばれます．医学的因果関係を判断する条件は以下の通りです．

○アウトカムより先にリスクファクターがあるか？（時間的前後関係）
○同一人物で原因と結果が発生しているか？
○量−反応関係があるか？
○投与・曝露中止および再開の研究で裏づけられているか？（再現性）
○他の研究結果との整合性はあるか？

○生物学的に意味をなすか？
○交絡因子がないか？

3 横断研究（cross-sectional study）のピットフォール

飲酒（特に赤ワイン）が心疾患やそれに伴う死亡率を低下させるのではないかという仮説が古くからあります．図[1]は先進国のアルコール消費量と心疾患死亡率の強い関連性を実証した横断研究結果です．しかし，この結果からアルコール摂取は心疾患死亡率を低下させると結論できるでしょうか？　上述の因果関係条件のうち，時間的前後関係に関しては不明です．このデータではアルコールを飲んでいたから心疾患による死亡が予防できたのか，それとも心疾患がない人が積極的に飲んでいて心疾患患者が節酒していただけなのかわかりません．また，同一人物性（「火のないところに煙は立たない」）についても疑問です．いくらアルコール好きの国民でも，なかには飲まない人もいます．国民全体（population study）の平均量ではなく個人レベルで解析した場合，飲酒者のほうが非飲酒者より本当に心疾患死亡率が低いのかは不明です．アルコールの種類や飲酒パターンの影響も示唆されています[2]．交絡因子に関しても不明で，飲酒量の多い国では例えば運動量も多いのかもしれません．横断研究の相関性だけで因果関係を断定しないように気をつけましょう．

補足 観察研究

病因を追求する研究としては，コホート研究のなかでも観察研究が適しています．無作為化比較試験（RCT）は主に治療や予防の効果実証のための介入コホート研究なので，病因同定目的には必ずしも適していません．

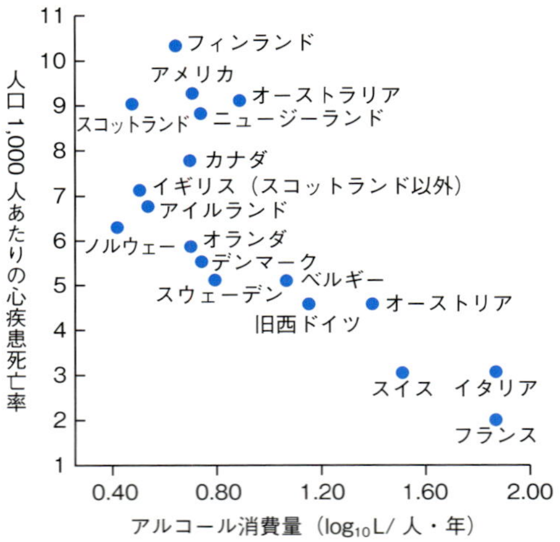

図 飲酒と心疾患死亡率
文献1を参考に作成．

文　献

1）St Leger, A. S., et al. : Factors associated with cardiac mortality in developed countries with particular reference to the consumption of wine. Lancet, 1 : 1017-1020, 1979
2）Ruidavets, J. B., et al. : Patterns of alcohol consumption and ischaemic heart disease in culturally divergent countries : the Prospective Epidemiological Study of Myocardial Infarction (PRIME). BMJ, 341 : c6077doi : 10.1136/bmj. c6077, 2010

まとめ 関連性だけでなく因果関係も追究しましょう．

参考 ➡ 14，53

Column 07 火と種

「火のないところに煙は立たぬ」・「蒔かぬ種は生えぬ」ということわざがあります．医療における因果関係を立証する際に重要な観点の１つです．近年の日本で糖尿病患者が急増してきている原因として，日本人の自動車保有量の増加による運動不足が指摘されることがあります．実際，患者増加数と自動車保有量はともに右肩上がりです．しかし本当に自動車増加が糖尿病発症の原因でしょうか？ 国民全体としてみると両者は比例関係にあるかもしれませんが，自動車保有者と非保有者での罹患率を検証しないと結論は出せません．交絡因子の潜伏を検証し，糖尿病患者が自動車所有者だけで増加していることを実証しなければならないのです．短絡な結論を出さないように気をつけましょう．

16 コホート研究，患者-対照研究は，病因や治療効果の解析に適した研究デザインです

Point 覚えるべきこと

- 疾患と要因の因果関係や治療の効果に関する仮説を検証する研究を分析疫学と言います
- 分析疫学の臨床的研究デザインとしてコホート研究と患者-対照研究があります（表）

関連 Question Answerは本文に

- **寄与リスク，相対リスクとは何ですか？**
- **オッズ比はどう使うのですか？**

1 コホート研究（cohort study）

コホートとは共通の特徴（年齢・疾患・治療内容など）をもつ研究対象者の一群のことです．コホート研究は最初に研究対象者（コホート）を選択し，時間の経過とともに発症を追跡していく研究法で，時間の流れに沿うので前向き研究（prospective study）とも呼ばれます．例えば「コーヒーは糖尿病発症を予防する」という仮説を検証する際，まずコーヒー嗜好者と非嗜好者を選び出して数年間にわたって追跡して発症数を調べる研究です．**要因に関する情報は正確で信憑性も高く，相対的な発症比（相対リスク）も集団における絶対的なリスク変化（寄与リスク）も計算可能です**．ただし糖尿病の診断基準と検査頻度を事前に明確にしておく必要があります．

2 患者-対照研究（case-control study）

まず発症者（患者）と非発症者（対照者）を選択し，医療面接や診療記録を参考にして，過去に要因に曝露したかを判定します．研究開始時にはすでに発症しており，過去に遡って要因の影響を検証するので後ろ向き研究とも呼ばれます．この研究では単に症例と対照者を比較するだけなので**相対リスクは近似的に求められます（オッズ比）が，絶対的なリスク差（寄与リスク）は求められません**．また，対照者の選び方や医療面接の信頼性によってはバ

表●コホート研究と患者-対照研究の比較

研究方法	バイアス	研究期間	相対リスク	罹患率・寄与リスク
コホート研究	小	長期・労力大	計算可能	計算可能
患者-対照研究	大	短期・労力小	オッズ比で近似	計算不能

イアスが大きくなりデータが歪んでしまう可能性があります．バイアスや交絡因子を減らすためには両群の臨床背景（年齢・性別・基礎疾患など）をできるだけ合致させる（マッチング）ことが重要です．

補足 **①前向き研究と後ろ向き研究**

一般には前向き研究＝コホート研究，後ろ向き研究＝患者-対照研究ですが，なかには後ろ向きのコホート研究（過去のデータベース解析）や前向きの患者-対照研究（nested case-control study）もあります．

② nested case-control study

コホート研究のデータを後から別の目的で患者-対照研究として分析することも可能で，この研究法をnested case-control studyと言います．例えば，コーヒー摂取量と糖尿病発生の関連を追跡調査したコホート研究データを使って，喫煙と糖尿病発生の関連調査目的で患者-対照研究として後から分析し直す研究です．長所としては検出力の強い仮説が立てられる，費用を削減できる，仮説検定に必要な標本数を最少化できることです．

まとめ 各研究デザインの長所と短所を認識しましょう．

参考 ➡ 11，17

17 相対リスク（リスク比）は，要因の有無による発症率の比です

Point 覚えるべきこと

- 2群間の発症リスクの比には相対リスクとオッズ比（odds ratio）があり，研究デザインによって使い分けます
- 病因や治療効果に適した分析研究にはコホート研究と患者-対照研究があります

関連 **Question** Answerは本文に

- **患者-対照研究ではなぜ相対リスクを算出できないのですか？**

1 コホート研究（前向き研究）

「飲酒により乳癌発症のリスクが増加する」という仮説を検証するとしましょう．

ある地域の女性1,000人を対象に医療面接をしたところ，300人が飲酒者で700人が一切飲まないとのことでした．この女性をまず飲酒者と非飲酒者の2群に分け，全員を5年間追跡調査します．その結果，飲酒者では20人，非飲酒者では25人が乳癌を発症しました（表1）．

1）発症率［分母は各群の人数の合計（a＋bまたはc＋d）です］

$$飲酒群\ \frac{a}{a+b}=\frac{20}{20+280}=6.7\%,\quad 非飲酒群=\frac{c}{c+d}=\frac{25}{25+675}=3.6\%$$

2）相対リスク（リスク比）

$$\frac{飲酒群での発症率}{非飲酒群での発症率}=\frac{\frac{a}{a+b}}{\frac{c}{c+d}}=\frac{6.7\%}{3.6\%}=1.86$$

飲酒者の乳癌発症リスクは非飲酒者の1.86倍となります（相対リスク1.86）．

表1 ●コホート研究結果

		乳癌		合計	発症率	相対リスク
		あり	なし			
飲酒	あり	a 20	b 280	a＋b 300	a／(a＋b) 0.067	× 1.86
	なし	c 25	d 675	c＋d 700	c／(c＋d) 0.036	
合計		a＋c 45	b＋d 955	a＋b＋c＋d1000		

◆表を横に読みます
相対リスクは各群での発症率の比です

2 患者-対照研究（後ろ向き研究）

乳癌の診断をもつ人のカルテを60人分集めて調べたところ飲酒者が20人でした．さらに，同じような年齢層の（「マッチした」）健常女性のデータを65人集めたところ飲酒者が15人でした（表2）．

コホート研究では未発症の人全員を追跡したので，そのなかで発症した人の数から発症率（割合）が計算できました．**しかし患者-対照研究では，発症後に患者と対照者を単に比較しているだけなので発症率は計算できません．そこでオッズ比で相対リスクを近似します．**

注意

オッズとは乳癌有無の各群でのリスク曝露者（飲酒者）と非曝露者（非飲酒者）の比（a／cおよびb／d）のことです．**オッズ計算は表を縦に読みます．**

$$\text{乳癌患者でのオッズ}=\frac{a}{c}=\frac{20}{40}=0.5\text{，}\quad \text{非患者群でのオッズ}=\frac{b}{d}=\frac{15}{50}=0.3$$

$$\text{相対リスク}\fallingdotseq\text{オッズ比}=\frac{a/c}{b/d}=\frac{0.5}{0.3}=1.67$$

飲酒者の乳癌発症リスクは非飲酒者の1.67倍となります（オッズ比1.67）．

補足 誤差の拡大に注意

患者-対照研究では，オッズ比で相対リスクを近似しますが，相対リスクや対照群の発症率によっては誤差が拡大します（表3）．一般臨床研究では，相対リスクが0.5～2，対照群の発症率が20％以下なら誤差はあまり大きくないと言えます[1]．

表2 患者-対照研究の結果

		乳癌 あり	乳癌 なし
飲酒	あり	a 20	b 15
	なし	c 40	d 50
オッズ		a/c 0.5	b/d 0.3
オッズ比			×1.67

◆表を縦に読みます

表3 オッズ比と相対リスク

対照群の発症率	相対リスク 0.5	0.75	2	4
5%	0.49	0.74	2.11	4.75
10%	0.47	0.73	2.25	6.0
20%	0.44	0.70	2.67	16.0
50%	0.33	0.60	NA	NA
70%	0.23	0.47	NA	NA

NA：計算不能

文　献

1）Page, J., et al. : Using Bayes' nomogram to help interpret odds ratios. ACP J Club, 139 (2) : A11-12, 2003

まとめ 発症リスクの比には相対リスクとオッズ比があり，研究デザインによって使い分けます．

参考 → 16，33，61

Column 08 日本国憲法：第三十八条

1つの臨床研究で実証できる仮説は1つだけで，1次エンドポイントとして研究開始前に設定されます．2次エンドポイントや後付け解析は仮説を提唱するオマケです．それは，バイアスが大きいだけでなく，検定が増えるほど偶然による無意味な有意差が転がり出るだけだからです．

研究仮説を立てる前にデータを先に集めて絨毯爆撃的に検定をして有意差のある結果を拾ってからエンドポイントを設定することがよく行われていますが，このアプローチは誤りです．そもそも，解析をくり返すほど入力ミスなどの基本的誤りが生じる可能性が高まります．また，検定をくり返してデータを拷問にかけるようなもので結果の信憑性はありません．「強制，拷問若しくは脅迫による自白又は不当に長く抑留若しくは拘禁された後の自白は，これを証拠とすることができない」ことが記された日本国憲法第三十八条は統計学にも適用できそうです．

18 観測値の特性は，**分布型，代表値，散らばり**で記述します

Point 覚えるべきこと

- 記述統計とは，対象とする集団（コホート）の特性について完全に把握できる場合に，その分布や代表値や散らばりを集約表記する手法です
- 通常の臨床研究では標本観測値から母集団（真実）の特性を推測します（推測統計）

関連 Question Answerは本文に

- **平均値と中央値はどう使い分けるのですか？**
- **標準偏差と標準誤差の違いは何ですか？**

注意 記述統計では標本（部分）から母集団（全体・普遍・真実）を「推測」する場合（推測統計）とは異なり，限定された標本全体のデータは事実そのものなので推測（推定・検定）する余地はありません．例えば，ある小学校の1年生の身長の分析などです．

1 観測値（標本データ）

観測値は大別して計量データ，分類データ，順位データに分けられます．

1）計量データ

血清電解質や血圧のように測定数値が実数や一定間隔で連続に並んだ整数の場合です．

2）分類データ

疾患の有無や男女別のように大小関係のないカテゴリーごとに独立した度数のことです．

3）順位データ

病期分類のように相対的順序・大小はあっても間隔が一定でない変数です．

2 分布型

計量データは，まずは度数分布図（ヒストグラム）を描いてみると全体の特徴が把握できます（図1）．

1）正規分布

左右対称の分布で，中央部の頻度が最も高く，左右に裾を引くベル・釣鐘のような形状です（図2）．

2）左右非対称分布

単峰性の分布であれば，一般の臨床データでは標本数が多ければ（30以上が目安）正規

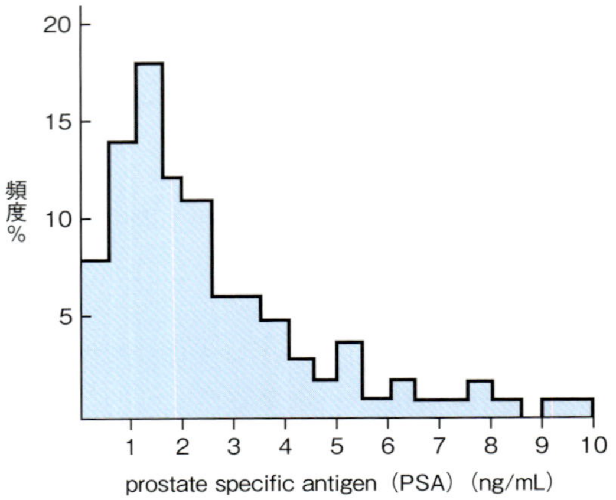

図1●ヒストグラム
文献1を参考に作成.

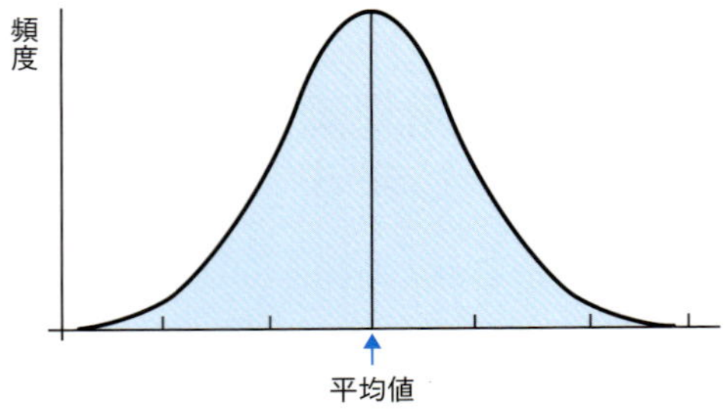

図2●正規分布曲線

表●カテゴリー別分割表：発症率の例

		発症		計
		あり	なし	
リスクファクター	あり	a	b	a＋b
	なし（対照群）	c	d	c＋d

発症率＝ $\frac{a}{a+b}$, $\frac{c}{c+d}$

◆表を横に読みます

分布に近似してきます（中心極限定理）.
分類データや順位データでは分割表（表）や割合・率の棒グラフを描いて評価します.

3 代表値

計量データでは，その分布が正規分布であれば平均値（mean），歪んでいる場合は中央値（median）・最頻値（mode）を用います.

分類データや順位データでは，頻度は度数そのものとして表記したり，全体に占める割合や率として表記したりします.

4 散らばり

分布グラフの幅を数値で表したものです．データが計量データの場合，分布が正規分布であれば標準偏差（または分散），歪んでいる場合は範囲・四分位点で表すのが適切です.

補足 標準偏差と標準誤差

注意

標準偏差（standard deviation：SD）と標準誤差（standard error：SE）を混同しないように気をつけましょう．前者は限定された標本集団内での散らばりを記述するものです．一方，後者は標本の平均値や割合・率から母集団（真実）の特性を「推測」する際に用いるもので，特に平均値の推定の場合はstandard error of the mean（SEM）と言います.

文　献

1）Kane, R. A., et al. : Prostate-specific antigen levels in 1695 men without evidence of prostate cancer. Findings of the American Cancer Society National Prostate Cancer Detection Project. Cancer, 69 (5) : 1201-1207, 1992

まとめ 観測値は種類に応じた記述法で集約します．

参考 → 19，20，21

19 平均値・中央値・最頻値は観測値の分布型に応じて使い分けます

Point 覚えるべきこと

▶ 平均値（mean）は正規分布の場合に，中央値（median）・最頻値（mode）はその他の分布の場合に使用します

関連 Question Answerは本文に

▶ 各代表値の短所は何ですか？

観測データの中心の特性を表す各代表値（図）の特徴は表の通りです．正規分布では三者は一致します．

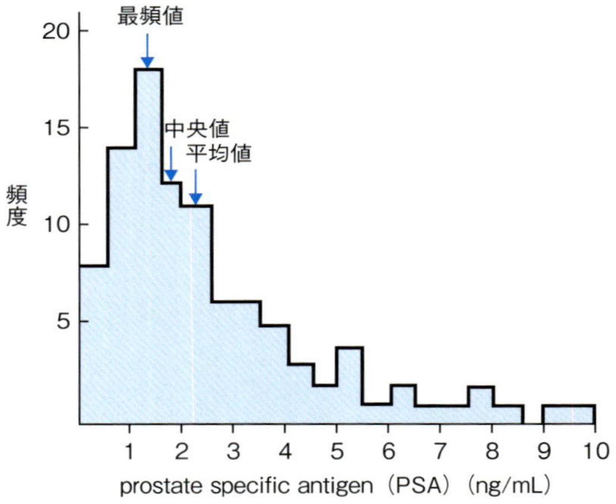

図●代表値
文献1を参考に作成．

表●各代表値の特徴

代表値	定義	長所	短所
平均値	各測定値の総和/データ数	計算上扱いやすい	極端なはずれ値の影響を受けやすい
中央値	中央の順位に位置する測定値（データ数が偶数の場合は中央2値の中間値）	極端なはずれ値の影響を受けにくい	計算上扱いにくい
最頻値	最も度数の高い測定値	意味が明確	複数出現する可能性がある

【例】
観測値：3, 4, 5, 5, 5, 8, 12, 16, 20, 22（標本数n＝10）
平均値：（3＋4＋5＋5＋5＋8＋12＋16＋20＋22）/10＝10.0
中央値：6.5
最頻値：5

文　献

1）Kane, R. A., et al. : Prostate-specific antigen levels in 1695 men without evidence of prostate cancer. Findings of the American Cancer Society National Prostate Cancer Detection Project. Cancer, 69 (5) : 1201-1207, 1992

まとめ 分布型に応じて最適な代表値を選びます．

参考 ➡ 18, 21

20 観測値の散らばりは，分布型に応じて標準偏差，範囲，四分位点で表記します

Point 覚えるべきこと

- 臨床データは必ずしも正規分布になるとは限らないので，まずは度数分布図を描き分布型を判定することから始めます
- 正規分布のときには標準偏差，正規分布ではないときには範囲，四分位点で表します

関連 Question Answerは本文に

- **信頼区間の推定や検定はどうして必要なのですか？**

標本観測値（計量データ）の代表値（例えば平均値）が同じであっても，散らばり幅が同じとは限りません．データの散らばりの程度は，分布型に応じて標準偏差・範囲・四分位点で表します．

1 標準偏差（standard deviation：SD）

正規分布の場合に平均値と組合わせて使用する分布幅の指標です．平均値±2SDの区間内に約95％のデータが含まれる特徴があります（図1）．各データと平均値の差の二乗の総和を（標本数－1）で割ったものを標本の分散と言い，分散の平方根が標準偏差です．

2 範囲（range）・四分位点（quartile）

注意 分布が正規分布でなく，歪んでいる場合に中央値とあわせて使用します（図2）．範囲は最小値から最大値までの区間，四分位点は測定値の小さい方から25％の順位点（第1四分位点），75％の順位点（第3四分位点）の数値を箱で指します．50％の順位点の値が中央値です．箱からの距離が（第3四分位点－第1四分位点）×1.5の範囲を超える測定値がある場合は，その範囲内にある最大または最小測定値までひげを伸ばし，ひげの外側の観測値を通常は○で表記します．

3 変動係数（coefficient of variation：CV）

同一個体でも測定をくり返すと，さまざまな要因（表）によって測定値がばらつく現象（変動）が起きます．同一個体または同一検体で，同条件下で測定をくり返した場合の測定値の標準偏差を，平均値で割ったものを変動係数と言います．この変数が小さいほど検査の信頼性・再現性が高くなります．

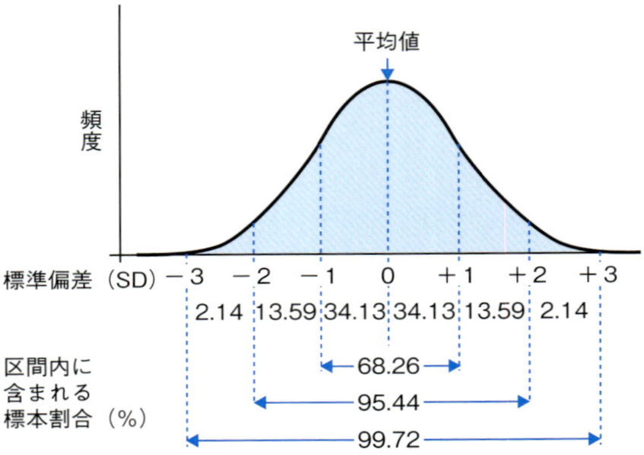

図１●正規分布と標準偏差

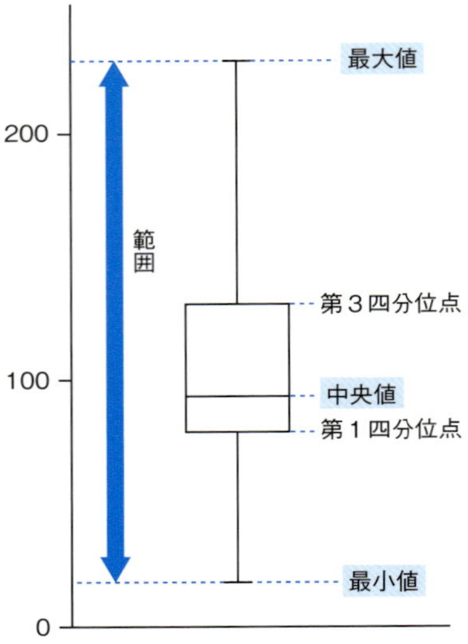

図２●歪んだ分布の代表値（箱ひげ図）

表●観測値の変動の要因

測定上の要因	測定者・機器の影響
生物学的要因	時間や精神状態の変化
統計学的要因	ランダム変動（偶然性）

補足 ①標準誤差（standard error：SE）

標準偏差は限定された標本間の測定値の分布幅の指標です．一方，標準誤差は母集団（普遍・真実）の代表値（平均値・割合・率）を推測（信頼区間の推定と検定）する際に用いるもので，平均値の推定に関してはSEM（standard error of the mean）とも呼ばれます．標本数が多いほど標準誤差は小さくなり，標本の平均値は真の平均値に近寄ります．ただし，標準誤差を半分にするには４倍の標本数が必要です．両者とも正規分布に従う標本で用いられ，名称も計算式も似ていますが，両者の使用目的は全く異なります．

$$標準偏差\ SD=\sqrt{\frac{\Sigma\,(X-mean)}{n-1}}$$

$$標準誤差\ SE=\frac{SD}{\sqrt{n}}$$

mean：平均値
X：各標本の測定値
n：標本数

②変動係数（CV）

変動係数（CV）にはintra-assay CVとinter-assay CVがあります．前者は同一検体を分割し，同一機器で同時測定したときの変動係数で，後者は同一者の検体を別日時に再測定したときの変動係数です．

まとめ データの分布型によって，散らばりの表記法が異なります．

参考 ➡ 18，21

21 正規分布とは左右対称のベル型の分布曲線です

Point 覚えるべきこと

▶ 正規分布は一般の臨床データでみられます．しかし，必ずしも正規分布にならないこともあります

関連 Question Answerは本文に

▶ 臨床データはすべて正規分布になりますか？

1 正規分布

臨床データは一般にヒストグラム（度数分布図）の中央部に頻度が集中し，両端ほど頻度が減少していきます．標本数が多いと分布曲線は左右対称のベル型になり，この分布型を正規分布と呼びます（図1）．「正規」とは，典型的・自然的という意味ですが，実はこの関数曲線は同一検体で測定をくり返した際に偶然性の影響で発生するばらつき（random variation）を統計学的に計算したもので，臨床データは必ずしも正規分布になりません（図2）．観測値を分析する前に，ヒストグラムを描いて分布を確認する必要があります．

2 正規分布の特徴

- 平均値（mean），中央値（median），最頻値（mode）が一致する
- 平均値± 2SDの区間内に約95 %のデータが含まれる（SD：標準偏差）

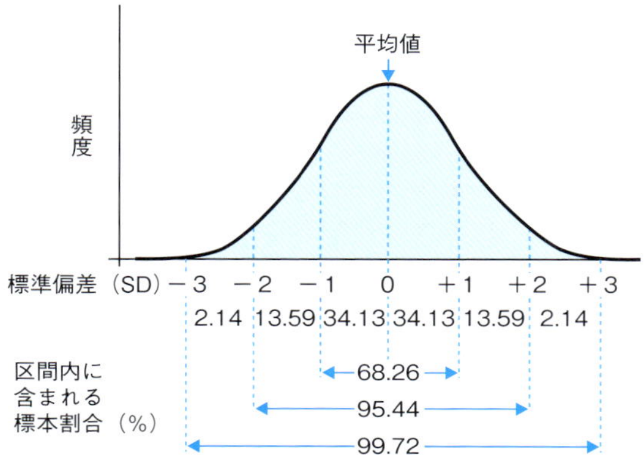

図1 正規分布曲線
文献1を参考に作成

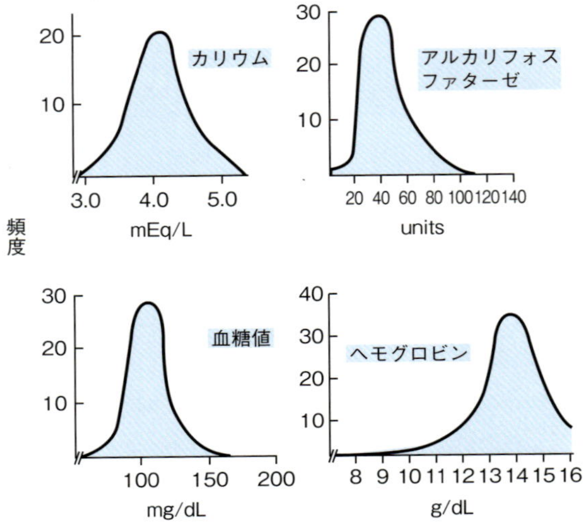

図２●観測値の分布曲線例
文献２を参考に作成.

文　献

1）Clinical Epidemiology : The Essentials. (Fletcher, R. H., et al.), Lippincott Williams & Wilkins, philadelphia, 1996
2）Normal values in clinical chemistry. (Martin, H. F., et al.), Marcel Dekker, New York, 1975

まとめ 観測値の分布が正規分布かどうか確認しましょう.

参考 → **18, 19, 20**

22 異常値の基準は頻度や臨床的意義に基づいて定義されます

Point 覚えるべきこと

- 頻度だけに基づくのではなく，検査の特性と有病率を考慮することが重要です
- 数値は臨床的文脈のなかで初めて意味をもちます

関連 Question Answerは本文に

- **異常値はすべて病的なのですか？**

正常値（基準値）・異常値の定義や境界値は，統計学上の頻度・分布や臨床的意義に基づいて決定されます．異常値だからといって必ずしも病的とは限りませんし，新しい検査法や治療法の開発によって境界値が変わってくる可能性もあります．また，臨床上は正常範囲が治療目標値であるとも限りません．**治療の対象は患者であり，検査値そのものではありません．**

以下に，頻度と臨床的意義による分類を解説しますが，統計学的意義と臨床的意義の違いに着目しましょう．

1 頻度・分布

多くの臨床検査値は正規分布に従うと「仮定」されており，統計学的に平均値±2SDの95％信頼区間内の値を正常値（基準値），外れた値を異常値とすることがあります．しかし実際には分布が歪んでいることが多いので，むしろパーセンタイル値（数値の大きさ順に並べた場合の両端の部分）を使用した方が現実的です．

注意 いずれの場合も，頻度分布上の異常値が病的とは限りません（偽陽性・過剰診断）．また，正常範囲であっても疾患が潜んでいる可能性（偽陰性・見落とし）もあります．分布上外れた値は精密検査に値するかもしれませんが，頻度だけに基づいて異常値を定義するのは統計学的にも臨床的にも不適切なことが多いでしょう．各検査値の正常基準値・閾値の定義を検討し，臨床上は検査の特性（感度・特異度・尤度比）と有病率（検査前確率）を考慮して検査選択・結果評価をすることが重要です．

2 疾患との関連性

1）疾患の定義上の異常値

近視や頻脈・徐脈のように数値そのものが疾患の定義となっている場合で，病識や症状の

程度の差はあるにせよ，定義上は病的です．

2）罹患・予後の予測因子

身長と体重の関係（body mass index：BMI）には，合併症や死亡率に関して適正値があることが疫学的に実証されています．極端なやせ・肥満は疾患発生や不良予後の予測因子という意味で異常とされます．正常と異常の境界値の設定は相対リスクに基づいて決定されることが多くなります．

3）予防・治療可能閾値

診断・治療法の発展やエビデンスの増加に伴って早期発見・早期治療が可能であることが判明してくると，異常値の閾値が低く設定されることがあります．例えば高血圧や糖尿病・耐糖能異常の診断基準は，近年の実証に基づいて以前より低く（「厳しく」）定められてきています．

補足 正常値（基準値）が治療目標値？

治療によって検査値が正常になると，疾患のリスクが消失したかのようにみえます．しかし人間は理論どおり反応するとは限らないので，短絡的に正常値を治療目標値とするのは危険なことすらあります．治療による副作用で死亡率が逆に増加する例もあるので，数値だけでなくアウトカム（臨床的予後）を重視する必要があります．

【高血圧の例】

高血圧は心血管疾患のリスクファクターです．しかし降圧薬で血圧を正常化しても，心血管疾患のリスクは健常者と同等にまでは低下しないことが実証されています．

まとめ 異常値および治療目標値の臨床上の意義を検討することが大切です．

参考 → 18，21

23 有病率とはある一時点での割合で，罹患率とは観察期間を考慮した指標です

Point 覚えるべきこと

- 有病率（%）＝患者数 / 総人数
- 罹患率＝罹患密度 または 累積罹患率
- 罹患密度＝期間内に発生した患者数 / 各人の未発症期間の総和
- 累積罹患率（%）＝期間内に発生した患者数 / 研究開始時総人数

関連 Question Answerは本文に

- 割合・率・比はどう使い分けるのですか？
- 頻度を表す指標にはどのようなものがありますか？

1 割合（proportion）・率（rate）・比（ratio）

日本語では頻度を表す統計学用語，特に有病率・罹患率・死亡率が誤用されがちなので気をつけましょう．本来の「率」は速度を意味します．「比率」というあいまいな語も要注意です．

割合：発症数を全体数（発症数＋非発症数）で割ったもの．確率．%で表すことが多い．

率　：単位時間内に発症する数または割合．発症速度．単位は件／年，人／年，%／年など．

比　：発症数を非発症数で割ったもの．単位はなし．

2 有病率（prevalence）

ある一時点での患者数が総人数に占める割合のことです．横断研究やスクリーニングや検査の的中度評価で使用しますが，特定の患者に対する検査の的中度評価に際しては，検査前確率とも呼ばれます．

有病率（%）＝ 患者数 / 総人数

3 罹患率（incidence）

ある期間内に発生した疾患や発症数または割合が罹患率で発症率とも呼ばれます．コホート研究で求められます．

1）罹患密度（incidence density）

全発症者数を，各人が発症するまでの期間の総和（観察人年，人年積，person-years）で

割ったもので，対象者１人が発症する１年あたりの確率や発症速度にも例えられます．一般に罹患率（incidence “rate”）という場合はこの罹患密度を指します．介入試験でよく用いられます．

罹患密度 ＝ 期間内に発生した患者数 / 各人の未発症期間の総和

2）累積罹患率（cumulative incidence）

ある期間内に発症した人の総和の割合のことです．研究開始時の総人数を分母とし，発症速度は考慮しません．

累積罹患率（%）＝ 期間内に発生した患者数 / 研究開始時総人数

補足 ①有病率と罹患率の関係

有病率と罹患率（罹患密度）には次の関係があります．罹病期間とは発症から快復または死亡までの期間のことです．

有病率 ＝ 罹患率（罹患密度）× 平均罹病期間

または　**平均罹病期間 ＝ 有病率 / 罹患率（罹患密度）**

②罹患密度と累積罹患率

罹患密度の分母である観察人年・人年積は各人の発症までの追跡期間（未発症期間）の総和です．発症速度は追跡期間中一定とは限らないので，一般に累積罹患率を平均追跡期間で割ったものとは異なります．

各人の未発症期間の総和 ≠ 研究開始時総人数 × 追跡期間
罹患密度 ≠ 累積罹患率 / 研究期間

また，検定法に関しては，一般に罹患密度にはCox比例ハザードモデル（発症速度も加味），累積罹患率にはχ^2検定を使用します．

まとめ 「率」という日本語はあいまいです．一時点での割合なのか期間も考慮しているのかに気をつけましょう．

参考 → 28，35

24 **検査の診断特性**は，感度（見落としの少なさ）・特異度（過剰診断の少なさ）という指標で表されます

Point 覚えるべきこと

- 感度とは，本当の患者のうち，検査で正しく陽性と出る人の割合，すなわち見落としの少なさです
- 特異度とは，病気のない人のうち，検査で正しく陰性と出る人の割合，すなわち過剰診断の少なさです
- 尤度比とは感度と特異度を１つの値にまとめたものです

関連 Question Answerは本文に

- **感度と特異度の情報はどうして必要なのですか？**

1 感度（sensitivity）・特異度（specificity）（図１）

どんな検査にも残念ながら誤診が伴います．誤診には見落とし（偽陰性）と過剰診断（偽陽性）があります．

感度とは，本当の患者のうち検査で正しく陽性（異常）と出る人の割合のことで，見落と

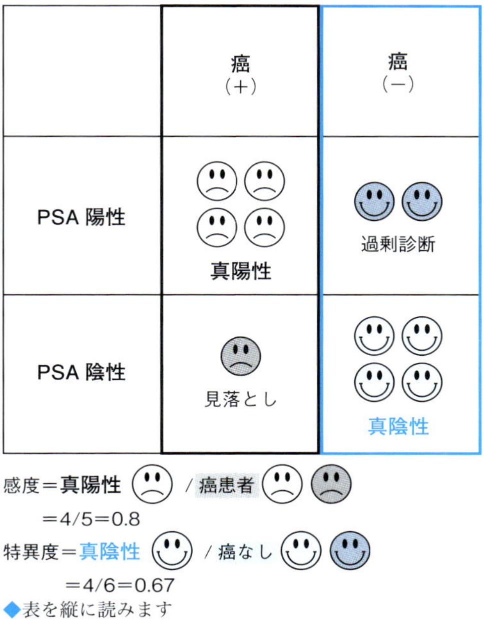

癌（＋）
癌（－）
PSA 陽性
真陽性
過剰診断
PSA 陰性
見落とし
真陰性
感度＝真陽性 / 癌患者
＝4/5＝0.8
特異度＝真陰性 / 癌なし
＝4/6＝0.67
◆表を縦に読みます

図１ PSA検査による前立腺癌診断の感度と特異度の例

し（偽陰性）の少なさを反映します．一方，特異度は病気のない人のうち検査で正しく陰性（正常）と出る人の割合で，過剰診断（偽陽性）の少なさを反映します．

感度・特異度とも100％であることが好ましいのですが，現実にはそのような検査はほとんど存在しません．感度・特異度が最大限である検査が最終確定検査（gold standard）であり，通常，生検や血管造影など侵襲的で高価な検査です．一般検査では検査値のカットオフ値によって両者の値が変動し，感度を高めると特異度が下がるため見落としは減りますが過剰診断が増えます．一方，特異度を高めると感度が下がるので見落としが増えますが的中度（検査後確率）は高まります．

感度・特異度とも検査そのものの診断特性なので，一般には検査前確率（有病率）によって左右されません．

2 尤度比（likelihood ratio）

感度と特異度を1つにまとめた指標です．健常者に比べて患者でどのくらい陽性結果が出やすくなるかを示すもので，感度/(1－特異度）で算出されます．換言すれば，検査をする前の疾患の可能性（オッズ）が検査結果によってどの程度倍増するかという診断特性です．感度・特異度が高いほど尤度比も高くなります．一般に**尤度比も検査前確率（有病率）の影響を受けません．**

3 検査前確率（有病率）・検査後確率（的中度）

検査前確率（有病率）は病歴・身体所見から見込まれる疾患の確率です．検査後確率は（陽性）的中度とも呼ばれ，検査結果が陽性（異常）と出た場合の真の疾患の確率です（図2）．

	癌（＋） 20人	癌（－） 80人
PSA陽性	**真陽性** 12人	過剰診断 24人
PSA陰性	見落とし 8人	**真陰性** 56人

的中度

＝**真陽性**／全陽性

＝12÷（12＋24）

≒0.3

◆表を横に読みます

図2 PSA検査による前立腺癌診断の検査後確率（的中度）の例

感度・特異度・尤度比は検査そのものの固有値ですが，**検査後確率（的中度）は検査前確率（有病率）によって左右されます**（Bayesの定理）．どんなに感度・特異度・尤度比が高くても検査前確率（有病率）が低ければ，偽陽性（過剰診断）が増加し検査後確率（的中度）は，低下してしまいます．

検査法の選択・検査結果の解釈には，感度・特異度・尤度比と検査前確率（有病率）の両者を念頭において評価する必要があります．

【検査後確率（的中度）の高め方】
- 医療面接・診察で検査前確率（有病率）を高める
- 尤度比の高い検査を選択する

→ 検査後確率（的中度）が高まる

補足 正確度（accuracy）

全体の結果に占める真陽性と真陰性の和の割合を正確度と言います．有効度とも言います．

まとめ 検査結果の評価には，検査の診断特性（感度・特異度）と検査前確率（有病率）の両者を考慮します．

参考 → 25，26，28，29，30，56，57

25 感度・特異度とは，診断検査の誤診の指標で，検査の選択や結果の評価に役立ちます

Point 覚えるべきこと

- 感度は，見落としという誤診の少なさを反映します
- 特異度は，過剰診断という誤診の少なさを反映します

関連 Question Answerは本文に

- **感度と特異度の情報はどうして必要なのですか？**

検査は本来，正常なものは正常として，異常なものは異常として結果が出るのが理想です．この条件を最大限に満たす検査が最終確定検査（gold standard）であり，通常，生検や血管造影など侵襲的で高価な検査です．一方，一般検査では見落としたり（偽陰性），過剰診断したり（偽陽性）することもある程度は避けられません．その際，**感度（sensitivity）・特異度（specificity）という検査の診断特性を検討して，適正な検査を選択したり結果を評価したりします．**

感度は本当の患者（a＋c）のうち検査で正しく陽性（異常）と出る人aの割合a/(a＋c)のことで，見落としの少なさを反映します．一方，特異度は病気のない人（b＋d）のうち検査で正しく陰性（正常）と出る人dの割合d/(b＋d)で，過剰診断してしまう誤診の少なさを反映します（表1，表2）．

表1 ●検査結果の正誤表

		疾患		合計
		あり（本当の異常）	なし（本当の正常）	
検査	陽性（異常）	a（真陽性）	b（偽陽性：過剰診断）	a＋b
	陰性（正常）	c（偽陰性：見落とし）	d（真陰性）	c＋d
合計		a＋c	b＋d	a＋b＋c＋d

感度＝$\frac{a}{a+c}$　特異度＝$\frac{d}{b+d}$

◆表を縦に読みます

表2 ●感度・特異度の意義

感度↑	→	見落とし↓
特異度↑	→	過剰診断↓

表3 検査結果

		冠動脈疾患		合計
		あり	なし	
運動負荷心電図	陽性	a 61	b 30	a＋b 91
	陰性	c 39	d 70	c＋d 109
合計		a＋c 100	b＋d 100	a＋b＋c＋d 200

◆表を縦に読みます

【例】

冠動脈造影検査（gold standard）で冠動脈疾患と診断されている患者100人と診断が除外された100人に行われたトレッドミル負荷心電図の結果は，100人の患者のうち61人が陽性（異常・真陽性a）で，非患者100人のなかでも30人が陽性（負荷心電図で過剰診断された人・偽陽性b）となりました．残りの欄は，偽陰性（負荷心電図で見落とされた人）c＝39，真陰性d＝70なので

$$感度 = \frac{a}{a+c} = \frac{61}{61+39} = 61.0\,\%$$

$$特異度 = \frac{d}{b+d} = \frac{70}{30+70} = 70.0\,\%$$

となります[1]（表3）．

補足 真陽性率と偽陽性率

感度 $\frac{a}{a+c}$ を真陽性率，（1 −特異度 $\frac{d}{b+d}$ ）を偽陽性率と呼ぶこともあります．

文　献

1）Kwok, Y., et al. : Meta-analysis of exercise testing to detect coronary artery disease in women. American Journal of Cardiology, 83（5）: 660-666, 1999

まとめ 2×2表を作成して感度と特異度を理解しましょう．

参考 → 24，26，28，29，30，54，56，57

26 カットオフ値とは，検査結果を異常と正常に区切る境界値です

Point 覚えるべきこと

- ROC（受診者動作特性曲線）上で左上隅に最も近い点をカットオフ値に設定すると感度・特異度が理論的に最適になります
- 偽陽性（過剰診断），偽陰性（見落とし）の臨床的意義も検討することが大切です

関連 Question Answerは本文に

- **受診者動作特性曲線とは何ですか？**
- **感度・特異度はカットオフ値によってどう変化するのですか？**
- **カットオフ値はどのように設定するのですか？**

1 観測値の属性

検査測定法には次の２種類があります．測定値（計量データ）をその数値の高さで陽性（異常）か陰性（正常）かに判定する際に，区分基準値として設定する値をカットオフ値（診断基準値）と言います（図１）．

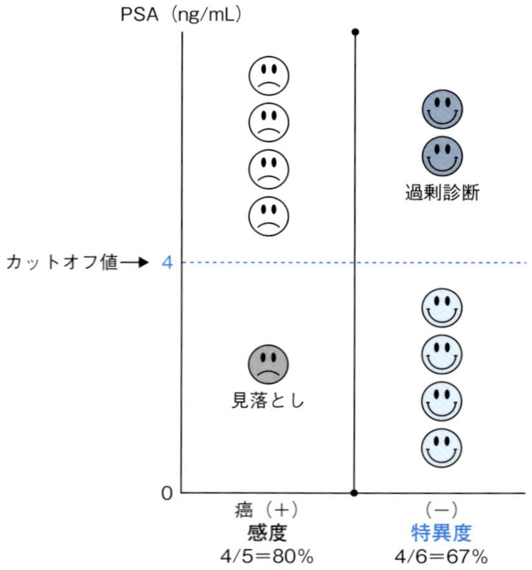

図１ カットオフ値の例（PSA値による前立腺癌診断）
カットオフ値より高ければ陽性（異常），低ければ陰性（正常）と判定します．

1）計量データの測定

血圧や血清電解質濃度など機器を使用して測定します．

2）診断の確定・除外

所見の有無や測定値の高低に基づく分類の頻度・割合を観測します．測定値はカットオフ値（基準値）に基づいて，陽性・陰性または異常・正常に分類します．

2 検査の測定性能

検査として優れているかどうかは妥当性（validity）と信頼性（reliability）で評価します．

1）妥当性

「本当に目的とすることを測定しているのか，どの程度的を射ているか？」という指標です．本来の値からの**ずれ**，すなわち**バイアス**の指標です．

2）信頼性

再現性・精度とも呼ばれ，「同一検体をくり返し測定したとき，同じ結果が得られるか？」という指標です．**偶然性の影響によるぶれ（random variation）**のほか，観察者間の判定一致性の指標です．

3 検査の診断特性

診断の妥当性の指標となるのが感度・特異度で，感度は見落とし（偽陰性）の少なさ，特異度は過剰診断（偽陽性）の少なさを反映します．測定値（計量データ）をその数値の高さで陽性・陰性の区別をする際，基準となるカットオフ値の設定によって感度・特異度は変化

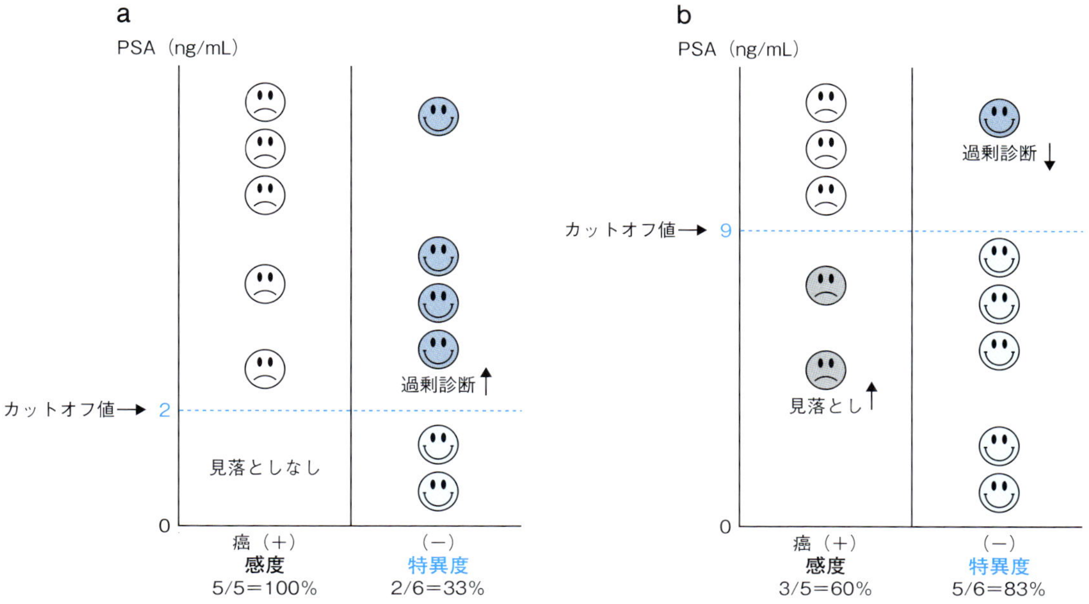

図2 カットオフ値と感度・特異度の関係

a．カットオフ値を低くすると感度が上がり見落としが減りますが，特異度が下がり過剰診断が増えます．
b．カットオフ値を高くすると特異度が上がり過剰診断が減りますが，感度が下がり見落としが増えます．

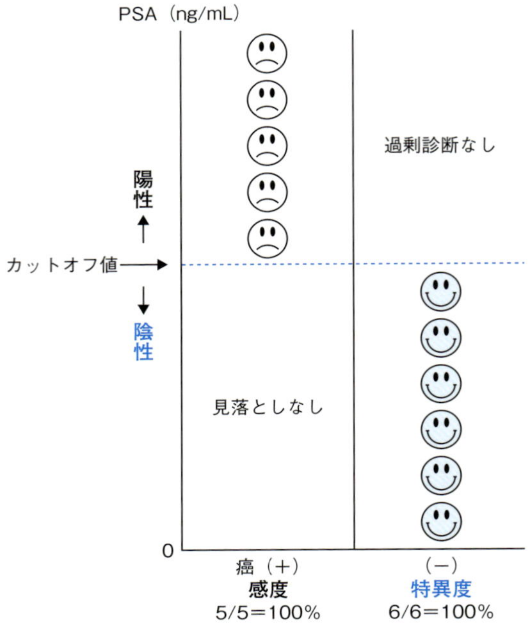

図３●理想の検査
感度100％（見落としなし）・特異度100％（過剰診断なし）の検査は存在しません．

します（図２）．一般に，**カットオフ値を低くすると感度が上がり見落としが減りますが，特異度が下がり過剰診断が増えます．逆にカットオフ値を高くすると特異度が上がり過剰診断が減りますが，感度が下がり見落としが増えます．**感度と特異度を同時に高めることはできません（図３）．

4 感度・特異度の優先順位

感度と特異度を同時に高めることは不可能なので，目的の疾患の特質（重症度・有病率など）に応じてどちらかを優先しカットオフ値を設定します．

1）感度が高い検査

見落としをできるだけ減らしたいときに選択します．例えば発見時に治療可能な癌のように，診断を見落としてしまうことによって患者に重篤な不利益を与える疾患のスクリーニング時です．カットオフ値を低く設定します．

2）特異度が高い検査

過剰診断されることによって危険な治療（化学療法・放射線療法・手術など）や追加検査（血管造影検査など）を被る場合や患者に精神的社会的負担を強いる場合など，少しでも偽陽性を減らしたいときにカットオフ値を高く設定します．また，確定診断をする際にも特異度が高い検査選択が有用です．

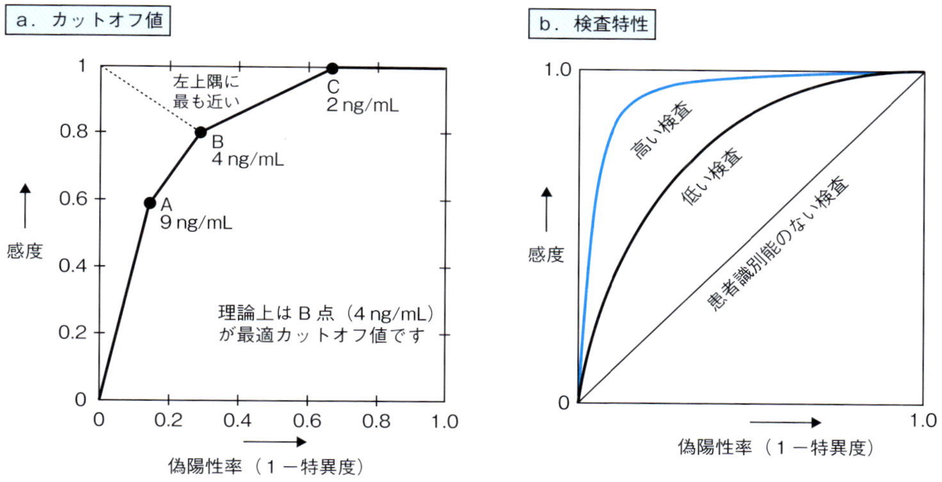

図4 ROC曲線

5 受診者動作特性曲線（receiver operating characteristic curve：ROC曲線）

カットオフ値の設定，検査の診断特性の評価，新しい検査法と従来の方法の比較などに用いられるグラフ（図4）で，縦軸に感度，横軸に偽陽性率（1－特異度）をプロットした検査の診断特性曲線です．

1）カットオフ値の設定

理論的には感度・特異度を同時に最適にするには，左上隅に最も近い点をカットオフ値にします．直感的・恣意的なカットオフ値設定は非科学的です．

2）検査特性の評価

曲線下の面積（area under curve：AUC）が広いほど，すなわち曲線がより左上方に位置するものほど優位です．ただし面積という1つの指標にしてしまうと感度・特異度・尤度比の情報が失われるので，評価時には気をつけなければなりません．

まとめ 目的の疾患の特質に応じて，適切なカットオフ値を定めます．

参考 → 25，54，30

27 尤度比（ゆうどひ）とは，健常者に比べて患者でどのくらい陽性結果が出やすくなるかという指標です

Point 覚えるべきこと

- （陽性）尤度比＝感度/(1－特異度)
- 尤度比とは，検査をする前の疾患の可能性（オッズ）が，検査結果によってどの程度倍増するかという指標です
- 医療面接・診察で検査前確率（有病率）を高めたり尤度比の高い検査を選択したりして検査後確率（的中度）を高めます

関連 Question Answerは本文に

- **尤度比はどのように使うのですか？**
- **感度・特異度と尤度比はどう使い分けるのですか？**
- **検査後確率（的中度）はどのように算出するのですか？**
- **オッズと確率はどう違うのですか？**

（陽性）尤度比（likelihood ratio：LR）は**感度/(1－特異度)**で表され（表1），健常者に比べて患者でどのくらい陽性結果が出やすくなるかという指標です．別の見方をすれば，検査をする前の疾患の可能性（オッズ）が，検査結果によってどの程度倍増するかという指標です．

尤度比は検査性能の比較や，検査後確率（的中度）の算出に使用します．

1 検査性能の比較

（陽性）尤度比は高値であるほど患者と健常者の区別がつきやすくなるため，検査の判別性能が高いことになります．

表1 尤度比の使い方

		疾患		合計
		あり	なし	
検査結果	陽性	a（真陽性）	b（偽陽性）	a＋b
	陰性	c（偽陰性）	d（真陰性）	c＋d
合計		a＋c	b＋d	a＋b＋c＋d

検査前確率（有病率）＝ $\frac{a+c}{a+b+c+d}$　　検査後確率（的中度）＝ $\frac{a}{a+b}$

検査前オッズ＝ $\frac{a+c}{b+d}$　　検査後オッズ＝ $\frac{a}{b}$

尤度比＝ $\frac{\text{感度}}{1-\text{特異度}}$　　感度＝ $\frac{a}{a+c}$　　特異度＝ $\frac{d}{b+d}$

◆検査前確率（有病率）・検査後確率（的中度）・オッズは表を横に読みます

2 検査後確率（的中度）の求め方

まずは感度と特異度から尤度比〔感度/(1－特異度)〕を計算します．最近の医学誌・医学書では感度・特異度と尤度比の両者が記載されていたり，実用上，尤度比を重視したりする傾向にあります．

1）オッズ計算

オッズとは患者と非患者の比です．確率は全体（患者＋非患者）における患者の**割合**です．まずは２×２表を作成しましょう（直感的理解のためには補足欄を参照）．

1．検査前確率（有病率）から検査前オッズを求める

：検査前確率（有病率） $=\dfrac{a+c}{a+b+c+d}$，**検査前オッズ** $=\dfrac{a+c}{b+d}$

2．尤度比を用いて検査後オッズを計算する：**検査後オッズ＝検査前オッズ×尤度比**

3．検査後オッズから検査後確率（的中度）を求める

：検査後確率（的中度）＝検査後オッズ/(検査後オッズ＋１)

【例（表２）】

冠動脈疾患診断における運動負荷心電図試験の感度が61％，特異度は70％でした[1]．

尤度比は0.61/（1－0.70）＝2.03となります．ある65歳女性が胸痛を訴え，冠動脈疾患の検査前確率（有病率）が50％と予測されたとしましょう．

1．検査前オッズ＝50/50＝1.0

2．検査後オッズ＝検査前オッズ×尤度比＝1.0×2.03＝2.03
（a：b＝2.03：1ということです）

注意

3．検査後確率（的中度）＝検査後オッズ/(検査後オッズ＋１)
＝2.03/(2.03＋１)＝0.67

運動負荷心電図の結果が陽性（異常）であった場合，冠動脈疾患の可能性は67％に高まります．

2）ノモグラム利用

検査前確率（有病率）と尤度比を線で結んで延長すれば検査後確率（的中度）が求まります（図１）．

表２ 検査結果

		冠動脈疾患		合計
		あり	なし	
運動負荷心電図	陽性	a　31	b　15	a＋b　46
	陰性	c　19	d　35	c＋d　54
合計		a＋c　50	b＋d　50	a＋b＋c＋d　100

◆表を横に読みます

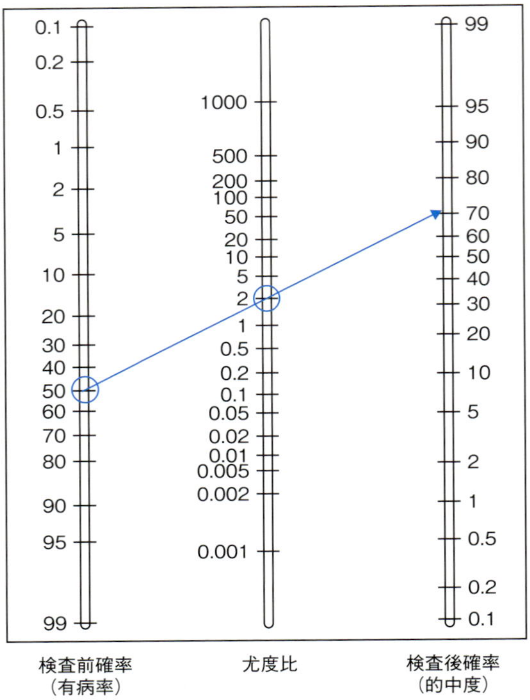

図１●検査前確率（有病率）・尤度比・検査後確率（的中度）のノモグラム

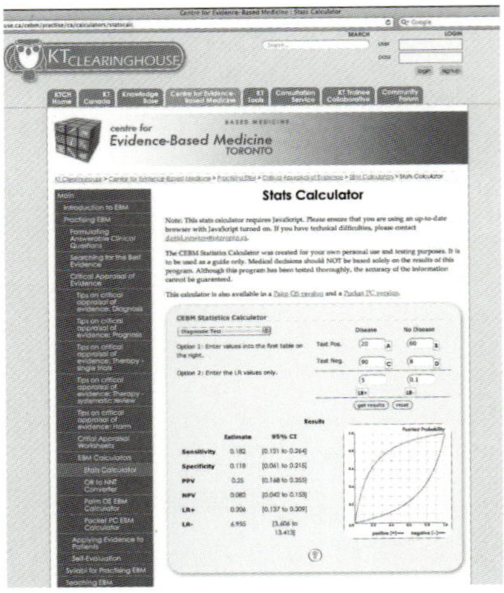

図２●統計計算サイト

http://ktclearinghouse.ca/cebm/practise/ca/calculators

PDA用プログラムも同サイトにあります．

3）コンピュータ利用

インターネット上には統計計算用のサイトが多数あり，2×2表の各欄の数値を入力したり感度・特異度などを入力したりすれば尤度比や検査後確率（的中度）を瞬時に得ることが可能です（図２）．またスマートフォンやPDA（小型携帯コンピュータ）にも統計計算プログラム（CliniCalcなど）があるのでどこでも計算可能です．尤度比の概念を理解すれば最も便利な方法です．

4）2×2表利用

計算しやすく総計a＋b＋c＋dを100とし，各欄の数値を計算して記入し，尤度比を使わずにa/(a＋b）を求める方法も確実ですが，実用性にやや欠けます．1）の例（**表２**）では以下の計算になります．

検査前確率（有病率）：$\frac{a+c}{a+b+c+d}=0.5$ なので $a+c=100\times0.5=50$

感度：$\frac{a}{a+c}=0.61$ なので $a=31$

特異度：$\frac{d}{b+d}=0.70$ なので $d=35$，$b=50-35=15$

検査後確率（的中度）：$\frac{a}{a+b}=\frac{31}{46}=67\%$

医療面接・診察で検査前確率（有病率）を高める
尤度比の高い検査を選択する → 検査後確率（的中度）が高まる

図３●検査後確率（的中度）の高め方

3 検査後確率（的中度）を高めるには

検査後確率（的中度）は検査前確率（有病率）と検査の特性（感度・特異度）によって決定される条件つき確率です（Bayesの定理）．検査後確率（的中度）を高める方法は医療面接や診察を通して検査前確率（有病率）を高くすることと，**感度・特異度から求められる尤度比の高い検査を選択することです**（図３）．一般に尤度比が５以上なら有用とされています．

補足 ①尤度比の直感的理解

紙コップ自販機ではコーヒー濃度を調節できることがありますが，エスプレッソ（冠動脈疾患診断）とミルク（冠動脈疾患除外）を混ぜて作るカフェラテの濃度（確率）で尤度比を例えてみましょう．

（1）胸痛を訴える65歳女性の冠動脈疾患の可能性（検査前確率・有病率）が50％だとするとエスプレッソとミルクの混合比は１：１で，カフェラテ濃度＝検査前確率（有病率）50％です．

（2）**尤度比は注入エスプレッソ増量比**に該当します．運動負荷心電図陽性（尤度比２）であればエスプレッソを２倍入れることになります（混合比２：１）．

（3）検査後のカフェラテ濃度（＝負荷心電図陽性判明後の確率・的中度）が67％に高まり，確定診断に近づきます．

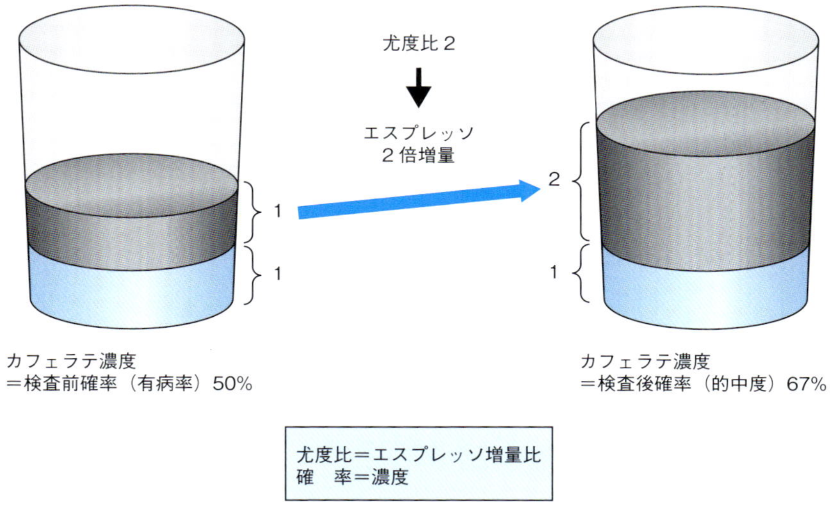

なお，エスプレッソとミルクの混合比の値（1：1の場合は1，2：1の場合は2）をオッズと言います．

②陰性尤度比

尤度比には陰性尤度比もあり，（1－感度）/特異度で表され，健常者と比較して患者でどのくらい陰性結果になりやすいかという指標です．別の見方をすれば，検査で陰性（正常）所見が得られたとき，どの程度疾患を除外できる可能性が増加するかを示します．数値が小さいほど除外の可能性が高まり，一般に0.2以下なら有用とされています．

文 献

1）Kwok, Y., et al. : Meta-analysis of exercise testing to detect coronary artery disease in women. American Journal of Cardiology, 83 (5) : 660-666, 1999

まとめ 尤度比は感度と特異度を1つにまとめた簡便かつ有用な特性です．しかし，見落としや過剰診断という誤診の概念がなくなるので気をつけましょう．

参考 ➡ 24，25，29，56

28 検査前確率（有病率）とは，疾患の頻度・可能性のことです

Point 覚えるべきこと

- 検査前確率（有病率）$= \dfrac{a+c}{a+b+c+d}$
- 医療面接・診察で検査前確率（有病率）も高めることによって検査後確率（的中度）が高まります

関連 Question Answerは本文に

- 検査前確率（有病率）をなぜ考慮しなければならないのですか？
- 検査前確率（有病率）はどう計算するのですか？
- 検査後確率（的中度）との違いは何ですか？
- 検査後確率（的中度）はどう計算するのですか？
- Bayesの定理とは何ですか？

1 検査前確率（pre-test probability）

検査前確率とは対象患者層（集団内）で予測される疾患の頻度・確率のことで，一般的に有病率（prevalence）とも呼ばれます．2×2表の $\dfrac{a+c}{a+b+c+d}$ です（表）．

2 検査の診断特性

検査の特性は感度（sensitivity）と特異度（specificity）で表されますが，いずれも100％である検査は事実上存在しません．つまりどんな検査でも過剰診断（偽陽性）や見落とし（偽陰性）がつきまとうのです．検査後の結果が陽性（異常）と出ても偽陽性bが多いのでは，検査後確率（的中度）$= \dfrac{a}{a+b}$ が低下してしまいます．

表 検査前確率（有病率）と検査後確率（的中度）

		疾患 あり	疾患 なし	合計
検査結果	陽性	a（真陽性）	b（偽陽性）	a＋b
検査結果	陰性	c（偽陰性）	d（真陰性）	c＋d
合計		a＋c	b＋d	a＋b＋c＋d

検査前確率（有病率）$= \dfrac{a+c}{a+b+c+d}$　検査後確率（的中度）$= \dfrac{a}{a+b}$

◆表を横に読みます

・医療面接・診察で検査前確率（有病率）を高める
・尤度比の高い検査を選択する
→ 検査後確率（的中度）が高まる

図●検査後確率（的中度）の高め方

3 検査後確率（的中度）を高めるには？

検査後確率（的中度）は検査前確率（有病率）と検査の診断特性（感度・特異度・尤度比）によって決定される条件つき確率です（Bayesの定理）．それぞれが高ければ検査後確率（的中度）も高くなります（図）．検査前確率（有病率）を高くするためには，検査をオーダーする前に患者の背景因子，症状，病歴，診察所見，文献情報を参考にして実際の患者での可能性が高い鑑別診断に絞り込み，その可能性を概算することが重要です．そのうえでその疑われた疾患に応じて感度・特異度・尤度比の高い検査を選択するのです．個々の症例での疾患の可能性を考えずに漫然と検査をしたのでは，検査結果の臨床的判断ができません．

4 検査の臨床的価値

注意

検査をする臨床上の価値は何か，どのような根拠によるのかという臨床判断の根拠（検査前確率・有病率）があってこそ検査の価値が決まります．もし検査前確率（有病率）を考慮せずに検査を濫用するとコストばかりか過剰診断（偽陽性）が増加し，検査後確率（的中度）が低下して誤診のリスクや患者への害が増加します．**検査前確率（有病率）を見積もるには臨床経験と臨床能力が必要とされます．**EBM実践には臨床技量が一層重要性を増すのです．

まとめ 検査をオーダーする前に検査前確率（有病率）を見積もりましょう．そのためには臨床経験と臨床能力が重要となります．

参考 → 24，27，29，56，58

難易度 ★★☆

29 検査後確率とは，検査結果が陽性（異常）となった人が真に有病者である確率（的中度）のことです

Point 覚えるべきこと

▶ 検査後確率（的中度）＝ $\dfrac{a}{a+b}$

▶ 医療面接・診察で検査前確率（有病率）を高めたり尤度比の高い検査を選択したりすることで検査後確率（的中度）が高まります

関連 Question　Answerは本文に

▶ 的中度とは何ですか？
▶ 検査後確率（post-test probability）は何で決まるのですか？
▶ 感度とはどう違うのですか？

　検査結果が陽性と出ても，本当に有病者であるとは限りません．検査後確率は的中度とも言い，検査特性（感度・特異度・尤度比）のほか，検査前確率（有病率）によって決まります（表）．これをBayesの定理と言います．

1 検査の診断特性

　一般検査結果には過剰診断（偽陽性b）と見落とし（偽陰性c）という誤診が伴います．感度（sensitivity）は有病者で検査結果が正しく陽性（異常）と出る確率で，見落とし（偽陰性）の少なさを反映します．一方，特異度（specificity）は健常者で検査結果が正しく陰性（正常）と出る確率で，過剰診断（偽陽性）の少なさを反映します．一般に，感度・特異度および尤度比は検査そのものに固有の値なので，対象者や環境の影響を受けません．なお，（陽性）尤度比は感度／（1−特異度）です．

表 ● 検査前確率（有病率）と検査後確率（的中度）

		疾患		合計
		あり	なし	
検査結果	陽性	a（真陽性）	b（偽陽性）	a＋b
	陰性	c（偽陰性）	d（真陰性）	c＋d
合計		a＋c	b＋d	a＋b＋c＋d

検査前確率（有病率）＝ $\dfrac{a+c}{a+b+c+d}$　　検査後確率（的中度）＝ $\dfrac{a}{a+b}$

◆表を横に読みます

2 検査前確率（有病率）

対象者全体a＋b＋c＋dのうちに有病者a＋cが占める割合で，疫学的データのほかに病歴や身体所見によって変化します．

3 検査後確率（post-test probability）

結果が陽性（異常）と出た人のうち，真の有病者の含まれる割合で，2×2表のa/(a＋b) に該当します．陽性的中度（positive predictive value）とも言います．

1）検査前確率（有病率）によって変わる

特にスクリーニング検査など検査前確率が低い人を対象とする場合，どんなに感度・特異度の高い検査でも無闇に検査をしすぎると過剰診断（偽陽性b）ばかりが増加し，検査後確率（的中度）a/(a＋b) が低下してしまい検査の有用性が低下します．

2）尤度比（感度・特異度）によって変わる

検査前確率（有病率）が一定でも，尤度比の高い検査を行えば検査後確率（的中度）は高くなります．直感的にもわかりやすいと思いますが，数式では複雑になるので図1，図2で説明します．

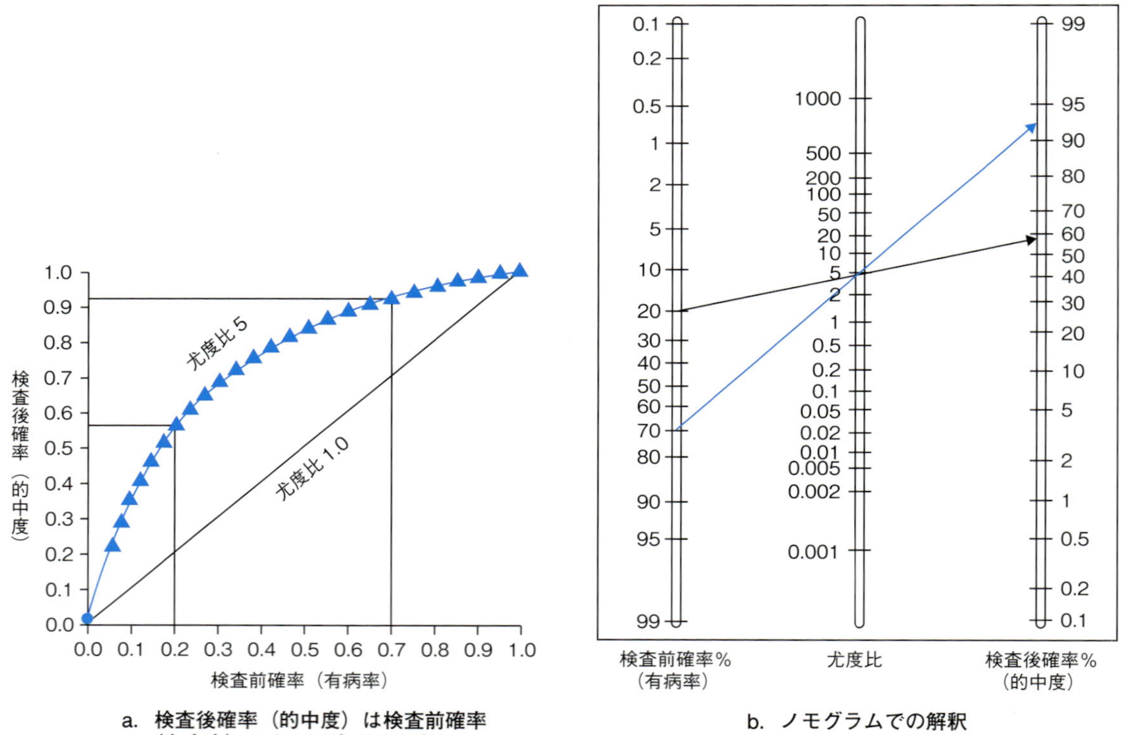

a．検査後確率（的中度）は検査前確率（有病率）によって決まります

b．ノモグラムでの解釈

図1 検査前確率（有病率）と検査後確率（的中度）

尤度比が5の場合，検査前確率（有病率）が20％から70％に高まると検査後確率（的中度）は57％から92％に高まります．ノモグラムでは検査前確率（有病率）と尤度比を結ぶ直線を延長することにより，検査後確率（的中度）が容易に求まります．

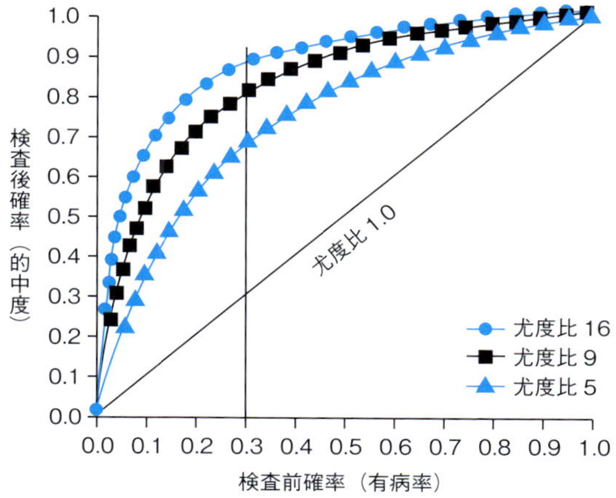

a. **検査後確率（的中度）は尤度比によって決まります**
尤度比 1.0 では検査後確率（的中度）が高まらないので無意味です

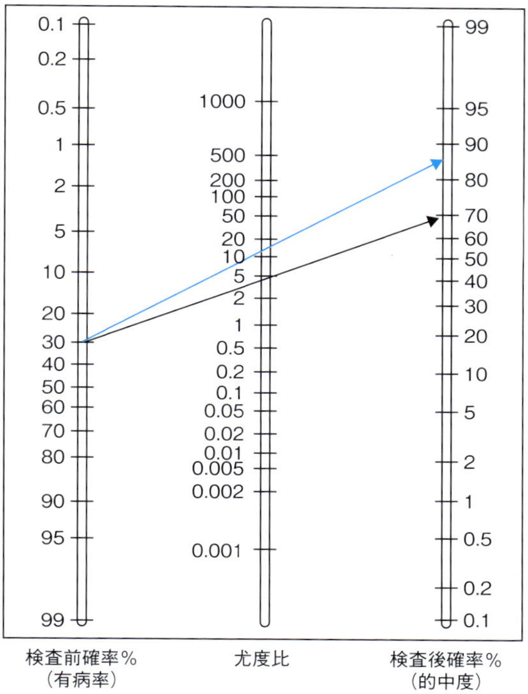

b. ノモグラムでの解釈

図2 尤度比と検査後確率（的中度）

検査前確率（有病率）が30％の場合，尤度比が5と16の検査を行うと検査後確率（的中度）はそれぞれ70％と86％になります．尤度比が中間の9の場合は検査後確率（的中度）も中間の80％になります．

【検査後確率（的中度）の高め方】

・医療面接・診察で検査前確率（有病率）を高める
・尤度比の高い検査を選択する
→ 検査後確率（的中度）が高まる

補足 陽性的中度・陰性的中度

・検査後確率には陰性的中度もあり，d/(c＋d) で表されます
・陽性的中度・陰性的中度をまとめた（a＋d)/(a＋b＋c＋d) を正確度（accuracy）または有効度と言います

まとめ 検査後確率（的中度）は検査前確率（有病率）と尤度比を高めることによって高まります．

参考 ⇒ 24，27，28，56，58

30 スクリーニング検査を選択する際には，検査自体の診断特性と臨床的有益性を検証します

Point 覚えるべきこと

- スクリーニングは，予防の観点から早期に疾病を発見することで，疑った疾患の確率を検査によって高めていく初期過程です
- 予後改善につながらない検査は無意味で，逆に危険なこともあります

関連 Question Answerは本文に

- **スクリーニングに適した感度・特異度は？**

1 スクリーニング検査の正確度

感度・特異度を指標に見落とし（偽陰性）・過剰診断（偽陽性）がどの程度あるかを見積もります．ただし，どんなに正確度が高い検査でも，数多く「一応」施行すればその分だけ不必要検査や間違った検査などの人為的ミスが増えることにも気をつけましょう．

2 臨床的有益性

注意 一方，どんなに偽陰性や偽陽性が少ない検査であっても，検査結果によって予後や治療方針が変わらないのであれば，臨床的有益性はないばかりか不要な追加検査やコスト増加を招くばかりです．ましては「念のため」とか「一応」という理由で検査をすることは正当化されません．スクリーニング検査の目的は，疾患の早期発見・早期治療によって転帰を改善することです．疾患の早期発見・早期治療という「理想」は理にかなっていても，日本の検診で行われている検査の多くは，予後改善の点でまだ有益性が実証されていないのが現実です．表面的な理論だけでは不十分です．

・予後改善

医療の対象は患者です．スクリーニング検査・検診の本来の目的は余命を延ばしたりQOLを改善したりすることです．どんなに正確な診断ができる検査があっても，検査や治療による心身上の便益より害が多かったり診療方針が変わらなかったりするのでは臨床的に意味がないどころか危険です．医療は不確実なので，車検と違って検診受診しても予後が変わらないことも多々あります．疾患を有すると正しく診断された人（真陽性）が受ける治療のメリットとデメリット，疾患を有しないと正しく診断された人（真陰性）のフォローアップ，過剰診断された人（偽陽性）が不必要に受ける追加検査や治療，見落とされた人（偽陰性）に対する適正治療の遅れすべてを検討しなければなりません．特に日本の診断・検診に関するエビデンスの多くは検査性能のみの報告で，アウトカムまで評価していないので傍証と組

み合わせて判断することも重要です

- **ラベリング効果**

早期診断がついても予後改善につながらないのであれば，余計な濡れ衣を着せられて精神的苦痛や社会的不利益を被る危険性が増えます．予後改善につながらない診断によって本来なら不要な不安や恐怖心が増えたり社会的不利益が生じたりQOLが低下したりすることをラベリング効果といいます．例えば臨床的意義が不明のまま「小児メタボ健診」を推し進めた場合，いじめなどの不幸が増えたり人為的な病人作りになったりするだけかもしれません．不要な新生児スクリーニング検査によっては親子関係に支障をきたす危険性があることも報告されています[1]．

- **受診率や診断後の患者の治療へのコンプライアンス**
- **目標疾患の有病率と重症度は労力・時間・費用・患者への負担に見合うか？**

どんなに正確で安全な検査であっても，受診率が低かったり診断された患者のその後の治療へのコンプライアンスが副作用などによって低かったりするのなら検診としての意義は薄れます．また，費用対効果の参酌が大きく狂う可能性があります．

補足 スクリーニング検査に適した検査特性

感度と特異度を同時に高めることは不可能なので，目的の疾患の特質に応じてどちらかを優先します．

1）感度が高い検査

見落としをできるだけ減らしたいときに選択します．例えば発見時に治療可能な癌のように，診断を見落としてしまうことによって患者に重篤な不利益を与える疾患のスクリーニング時です．

2）特異度が高い検査

過剰診断されることによって危険な治療（化学療法・放射線療法・手術など）や追加検査（血管造影検査など）を被る場合や患者に精神的社会的負担を強いる場合など，少しでも偽陽性を減らしたいときに用います．

また，本来のスクリーニング検査の目的はいきなり確定診断をすることではなく，高リスク患者を同定することです．疾患の属性に関わらず，有病率が非常に低いときにも検査後確率（的中度）を高める（＝偽陽性を減らす）ために特異度が高い検査を選択します．検査の意義を考えてから検査を実行すべきです．

文　献

1）Waisbren, S. E., et al. : Effect of expanded newborn screening for biochemical genetic disorders on child outcomes and parental stress. JAMA, 290 : 2564–2572, 2003

まとめ 良いスクリーニング検査かどうかは，検査の正確度と臨床的有益性で決まります．予後や治療方針が変わらないような検診は無意味です．

参考 → 25，26，28，29，60

31 **無作為化比較試験**とは，「無作為に」グループ割り付けをし，介入群と対照群の「比較」評価をする臨床「試験」です

Point 覚えるべきこと

- バイアスや交絡因子によって結果の妥当性は低下します
- くじ引き式に割り付けることでバイアスや交絡因子を最小限にして，妥当性を高めるのが無作為化比較試験です

関連 Question Answerは本文に

- **バイアスとは何ですか？**

1 臨床研究の妥当性

臨床研究には対象者の偏りや評価時の先入観・偏見が伴う危険性があります．客観性を妨げるこのような要因をバイアスと言い，ずれという誤差が生じます．また交絡因子が存在する可能性もあります．**バイアスや交絡因子によって結果の妥当性は低下**してしまいます．これらを最小限にして妥当性を高めようとデザインされているのが無作為化比較試験（randomized controlled trial：RCT）です（図1）．RCTはEBMにおいて妥当性水準が最も高い臨床研究です．

注意

1）Randomized

無作為（くじ引き式）に患者を介入群と対照群に割り付けることによって，２群の患者層

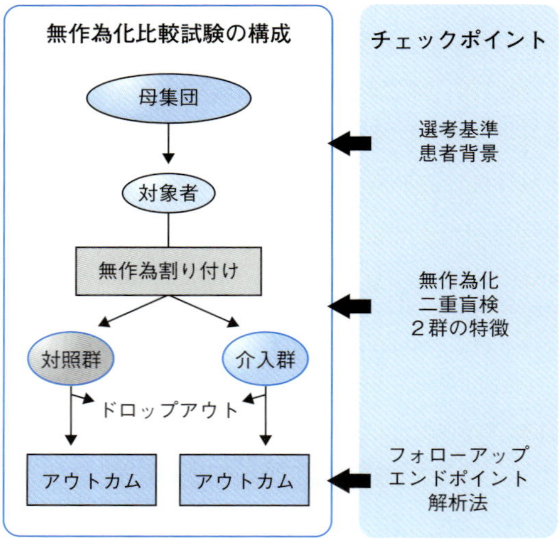

図１●無作為化比較試験（RCT）の構成

の違いやバイアスをなくし，交絡因子を最小限にして両群の特徴を同等にします．無作為「抽出」ではありません．

2）Controlled

対照群を設定することで客観的な比較基準をおきます．同じ条件下での比較対照がなければ，客観的で公正な評価はできません．投薬治療効果を評価する場合，対照群に薬効のないプラセボ（偽薬）を投与し，二重盲検（被験者にも治療者にも実薬かプラセボかわからない）を行うとバイアスが減ります．

3）Trial

介入（治療など）によるアウトカムを検証する臨床試験で，時間の流れに沿って発症を追跡していくコホート研究です．アウトカムの評価には明確で客観的な基準が必要です．人間を対象としますので研究参加者の理解・同意が必要であり，研究報告には明記されていなければなりません．

2 無作為化比較試験の落とし穴

無作為化比較試験だからといって最高水準であると盲信してはいけません．実際の研究ではさまざまな限界があるため，**図1**のチェックポイントを確認し，不十分点が多ければその分割り引いて解釈します．

また，理想的なデザインであったとしても，実際の患者層に適用性が乏しいことも少なくありません．むしろ水準が低い研究のほうが実用性が高いこともあります．このような場合は無作為化比較試験を絶対崇拝するのではなくバイアスを認識した上で水準の低いエビデンスを活用します．

補足 ①妥当性を高める方法

1）プラセボの必要性

1．二重盲検

治療者側も患者側も治療内容がわからないようにすることによってバイアスを減らします．治療内容がわかってしまうと先入観や贔屓目のために客観的な情報収集・判断が困難になります．

2．自然治癒率の評価

「新薬・実薬は効く」という偏った信念を払拭することが客観的判断のために必要です．治療しない場合との比較がなければ非科学的です．平均値への回帰という統計学的現象により，一見効果がみられることもあるのです．

2）cross-over 試験（図2）

対象者数が少ない場合に妥当性・客観性を高めるために用いる手法です．

1．まず対象者を２群に分けます
2．投薬開始前に経過観察期間（run-in period）を設置します
3．各群に実薬または対照薬（またはプラセボ）を投与します
4．投与期間が終了すると休止期間（wash-out period）をおきます．これは以前の治療の残渣（carryover）をなくすためです

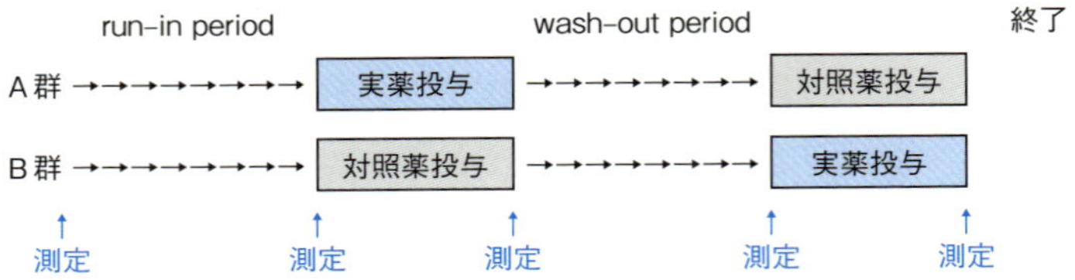

図2 ● cross-over試験

5．各群に，前回とは逆の薬を同期間投与します

6．治療薬ごとに2群をまとめて評価します

②PROBE（Prospective Randomized Open Blinded-Endpoint）法[1)]

無作為化比較試験は理想的な研究法ですが欠点としては時間・費用がかかることと現実の世界とギャップが少なからずあることです．そこで近年普及してきているのがPROBE法で，デザイン上は無作為化比較試験と同じで前向き無作為化試験ですが，二重盲検ではなく日常診療同様に治療内容は治療者と患者にオープン（非盲検・開放）になっています．その代わりにエンドポイントの評価を，割り付け内容を知らない第三者（独立したエンドポイント評価者）が行うことにより盲検化します．PROBE法は実地臨床との類似点・実用性・費用の点で優れていますが，所詮二重盲検でないのでバイアス（情報バイアス）が大きく入り込みます[2)]．エンドポイント判定を研究者が作為的に操作したり除外したりすることも可能です．その分妥当性は低下し，読む価値も低下します．

文　献

1）Hansson, L., et al.：Prospective randomized open blinded end-point（PROBE）study. A novel design for intervention trials. Prospective Randomized Open Blinded End-Point. Blood Press, 1（2）：113-119, 1992

2）桑島巌：臨床試験におけるエンドポイントの見方・考え方．Medical ASAHI，2010年5月号 PP25-29.

まとめ 無作為化比較試験はバイアスの少ない水準の高い臨床研究です．

参考 ➔ 5，6，10，11，65

32 ITT解析とは，途中で治療を中止した人や治療変更した人も，最初の治療群として解析する方法です

Point 覚えるべきこと

- ITT（intention-to-treat）解析は，「初期治療方針に基づく解析」です
- ITT解析はバイアスを減らし妥当性を高める手法です
- ITT解析により現実を反映した評価ができます

関連 Question Answerは本文に

- on-treatment解析との違いは何ですか？
- worst caseシナリオとは何ですか？

1 無作為化の維持

臨床試験（治験）を開始すると，途中で副作用出現や症状悪化などで治験を中止したり，治療内容を変更したりする患者が出てきます．そのため無作為に均等に割り付けた患者層も試験終了時には2群間で不均等になることもあり，最後まで治療継続した人だけを解析するとバイアスが生じてしまう危険性があります．

そこで**最終治療の内容や継続にかかわらず，試験開始時の治療法割り付け（治療方針）に従って無作為化を維持して解析し，バイアスを最小限にする解析法をITT解析と呼びます**（図）．ITT解析に際し，途中でドロップアウトし消息不明となった人がいる場合，その症例を発症例（発症例・死亡例）としてカウントすることをworst caseシナリオと言います．なお，実際の治療内容に基づく解析をon-treatment解析と言い薬効評価に適しています．

2 現実の反映

一方，臨床の現場を振り返ると，処方された薬の服薬状況（コンプライアンス）は高くな

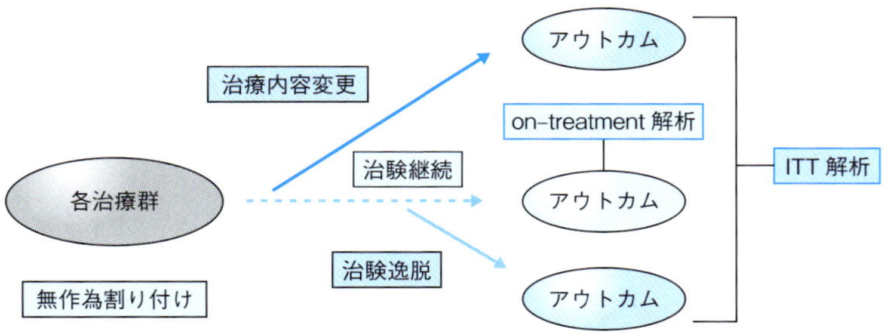

図 ITT解析とon-treatment解析

いのが現状です．どんなに薬効が優れている薬剤であっても，副作用が強すぎたり忘れたりして服用が継続できないのでは，実際の臨床的効果・価値は減少してしまいます．また，高額治療では一般人に現実性があるとは限りません．ドロップアウトした人も含めて解析すると効果を過小評価してしまう印象を受けるかもしれませんが，EBMは薬効評価の研究をすることではありません．臨床上重要なのは，どう治療するかという初期行動判断です．on-treatment解析は薬効そのものを評価するには適していますが，**ITT解析は現実の服薬状況も反映し治療のネガティブな効果・作用も評価するので，臨床の場での治療行為全体の効果・有効性が評価できます．**

補足 ①治療の効果

治療の効果（effect）を表す用語として有効性（effectiveness）と効能（efficacy）があります．有効性はITT解析の結果で，効能はon-treatment解析の結果に該当します．日本語でも英語でも紛らわしいので気をつけましょう．

1）有効性（effectiveness）

治療を勧めた人のなかでの治療効果（ITT解析）で，コンプライアンスなど現実を反映します．

2）効能（efficacy）

治療を実際に受けた人のなかでの治療効果（on-treatment解析）で，理想条件下での治療効果・薬効を示します．

②ITT解析バリエーション

本来のITT解析に加え，近年ではITT解析のバリエーションがいくつか生じています[1]．故意にか誤ってか「ITT解析」と標榜されていることがあるので要注意です．

文献

1）「やさしいエビデンスの読み方・使い方」（能登洋 著），南江堂，pp127-129, 2010

まとめ ITT解析によって，バイアスが減るとともに現実の治療効果を評価できます．

参考 ➔ 31，63，65

33 相対リスク低下とは治療による発症率の低下率（比）のことで，絶対リスク低下とは差のことです

Point 覚えるべきこと

- 相対リスク低下（relative risk reduction：RRR）：商品の値引き率（割り算）に該当します
- 絶対リスク低下（absolute risk reduction：ARR）：商品の値引き額（引き算）に該当します
- 治療必要数（number needed to treat：NNT）：1人の発症を救うために必要となる治療人数です
- ARR・NNTは自分で計算・評価しなければなりません

関連 Question Answerは本文に

- NNTはいくつ以下が好ましいのですか？

統計学的に違いがあっても臨床的にどの程度違いがあるのかは，相対的な発症率（比）の減少だけではなく絶対的な差も評価しなければなりません．文献要約部では相対リスク低下しか記載されていないことも多いので，本稿を読み相対リスク低下や治療必要数を自分で計算して評価する必要があります．

臨床的な差の評価

ある降圧薬投与による脳卒中予防の無作為化比較試験（RCT）の結果，実薬群では2,500人中150人，プラセボ群では2,400人中204人が脳卒中を発症しました．2×2表にまとめると表のようになります．

実薬群での脳卒中発症率が6％，プラセボ群（対照群）での発症率が8.5％ですから，相対的なリスク（発症率の比）の低下は次のとおりです．

相対リスク（＝比）低下　RRR＝1－（6％／8.5％）＝0.29（＝29％）

ここで注意すべき点は，相対比としては29％低下しても対照群の発症率によって，絶対

表●降圧薬による脳卒中予防効果

		脳卒中 あり	脳卒中 なし	合計	発症率	相対リスク	絶対リスク
投与薬	実薬	a　150	b　2,350	a＋b　2,500	a/（a＋b）　6％	－29％	－2.5％
	プラセボ	c　204	d　2,196	c＋d　2,400	c/（c＋d）　8.5％		
合計		a＋c　354	b＋d　4,546	a＋b＋c＋d　4,900			

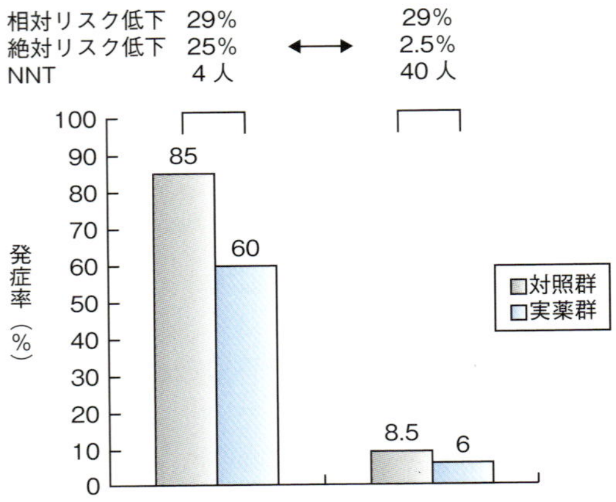

図●相対リスク低下と絶対リスク低下の関係
同じ相対リスク低下（「値引き率」）でも対照群の発症率（「定価」）によって絶対的な差（「値引き額」）は違います

的な差としてはさまざまな値をとりうることです（図）．文献（特に冒頭の要約部）ではこの相対リスク低下を中心に解釈していることが多いので，**絶対的な差は自分で計算・評価しなければなりません．**

注意
絶対リスク低下（＝差）　ARR ＝ 8.5％ − 6％ ＝ 2.5％
治療必要数　NNT ＝ 1/ARR ＝ 40（人）

商品価格で例えれば，相対リスク低下は値引き率，絶対リスク低下は値引き額，対照群の発症率は定価に該当します．同じ値引き率（相対リスク低下）であっても，値引き額（絶対リスク低下）は定価（対照群の発症率）によって変わってきます．

NNT（治療必要数）とは絶対リスク低下の逆数で，何人の患者を治療して1人の発症を予防治療できるかという指数です．この例ですと，1,000人治療して25人分の発症が予防できたので，1,000/25＝40人治療すると1人分の発症を予防することができるということです．一般にNNTが小さい（絶対リスク低下が大きい）ほど治療効果が大きいことを意味します．しかし，**NNTがいくつ以下なら意味があるかは，臨床的枠組み（疾患の種類，罹患率，重症度，患者にとっての価値観，総患者数など）のなかで決まります．**

補足 NNH（number needed to harm）

NNTと同じ概念で副作用に関するリスクを評価することもできます．NNHは副作用の発生頻度の絶対差の逆数で，薬剤をその人数分投与するたびに副作用発現が1例増加します．NNHはNNTと異なり，できるだけ多いほうが好ましくなります．

まとめ 相対リスク低下（値引き率）だけでなく対照群の発症率（定価）から絶対リスク低下（値引き額）およびNNTを計算して総合評価をしましょう．

参考 → 16，17，62

難易度 ★★☆

34 予後は発症率やイベント発生曲線で表記します

Point 覚えるべきこと
- 予後因子の評価によって，予後を推測することができます
- 発症の経時的変化にも着目します

関連 Question　Answerは本文に
- 信頼区間の推定や検定はどうして必要なのですか？

1 予後因子

　病因・リスクファクターに関する臨床研究では，健常者または合併症のない患者を対象に調査・介入追跡し，疾患発生の割合・率の比較検討をします．一方，予後に関する臨床研究では現時点で疾患や合併症をもっている人を対象に，将来の罹患率・疾患進展・臨床転帰（死亡など）についての調査をします．この際，予後・経過を予測できる因子を予後因子と言います．**予後因子とリスクファクターは必ずしも一致しません**（図1）．また，**リスクファクターと同様に，予後因子を治しても予後が改善するとは限りません**．

2 予後表記法

　通常，予後は罹患率（incidence）と同じように，一定の経過時間内における発症率として表記します（表）．生存率に関しては5年生存率を用いることが多いのですが，乳癌など進展が遅く予後が比較的良好な疾患では，10年生存率や20年生存率を用いることもあります．

　ここで気をつける点は，5年生存率はあくまで5年後という一時点での生存者の割合を表

```
健常　　　　　　　　心筋梗塞発症　　　　　再発・死亡
─────────────────→│──────────────────→
┌──────────────┐  │ ┌──────────────┐
│ リスクファクター │  │ │   予後因子    │
└──────────────┘  │ └──────────────┘
 高齢              　 高齢
 男性              　 女性
 喫煙              　 喫煙
 高血圧            　 高血圧
 糖尿病            　 糖尿病
 脂質異常症        　 脂質異常症
 家族歴            　 心不全
 肥満              　 心室性不整脈
                   　 治療法・治療薬
```

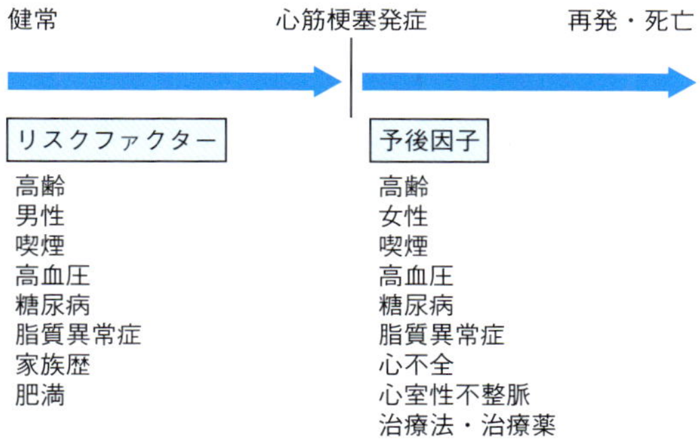

図1 ● 心筋梗塞のリスクファクターと予後因子の例

表●予後表記に用いる指標

・5年生存率	(5-year survival)	疾患の経過のある時点から5年後に生存している患者の割合
・致死率	(case fatality)	疾患にかかった人のうち，その疾患で死亡する人の割合
・疾患別死亡率	(case-specific mortality)	ある疾患による人口1万人（または10万人）あたりの死亡者数
・反応率	(response)	治療によって改善を示す患者の割合
・寛解率	(remission)	疾患が検出されなくなる期間に入る患者の割合
・再発率	(recurrence)	寛解後に再び疾患が出現してくる患者の割合

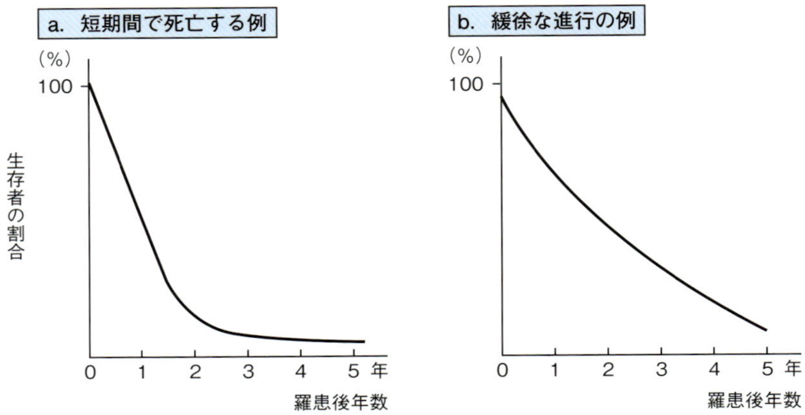

図2●生存曲線の例

同じ5年生存率でも，罹患後，短期間のうちに大半が死亡する例（a）もあれば，緩徐な進行の例（b）もあります．

し，途中経過は不明であるということです（図2）．疫学的には5年生存率は簡潔で便利ですが，個々の臨床方針を決定する際には，実際の生存曲線で経過を把握することが重要です．生存率以外の予後エンドポイントに関しても，イベント発生曲線を評価する必要性があります．

なお，χ^2検定は5年後という一時点での生存者の割合の比較評価，Cox比例ハザードモデルは途中経過（発症速度）も加味した評価をします．

補足 生存曲線・イベント発生曲線

生存曲線・イベント発生曲線には，実際の生存者数・累積発症数をプロットするグラフと，計算による推定値をプロットするグラフ（Kaplan-Meier解析）があります．後者は仮想グラフなので，実際の数をそのまま反映していない（確率を表しています）ので要注意です．

まとめ 発症数の経時的変化に注目しましょう．

参考 ➔ 23，35，63

35 死亡率の算出には現在罹患中の人数を含めますが，致死率には含めません

Point 覚えるべきこと

- 死亡率＝死亡者数/(死亡者数＋快復者数＋現在罹患中の人数)
- 致死率＝死亡者数/(死亡者数＋快復者数)

関連 Question Answerは本文に

- 年間死亡率（mortality rate）とは何ですか？

1 死亡率（mortality）と致死率（fatality）

死亡率の分母である総患者数には，死亡者数と快復者数のほか，現在罹患中（死亡にも治癒にもいたっていない）の人数も含みます．一方，致死率の分母には現在罹患中の人数は含みません（図）．一般に死亡率は致死率よりも少なく見積もられます．**死亡率と致死率は混乱しやすいので，論文や報告を読む際には計算法にまで目を通す必要があります．**

2 年間死亡率（mortality rate）

インフルエンザ感染症のように快復可能な疾患もあれば，心筋梗塞や多くの癌のように快復不能な疾患もあります．後者の場合は死亡者数が年々累積していくので，年間死亡率を用いることもよくあります．mortality rate も直訳すると「死亡率」なので翻訳論文を読む際は気をつけなければなりません（年間の場合は“rate”がつきます）．

3 年齢調整死亡率（訂正死亡率）

一般に，高齢者ほど死亡率は高くなります．そこでバイアス排除のためには，複数の集団（コホート）の死亡率を比較する際に各集団の年齢構成も検討しなければなりません．ある集団の年齢構成を標準として，計算により調整された死亡率を年齢調整死亡率（訂正死亡率）と言います．

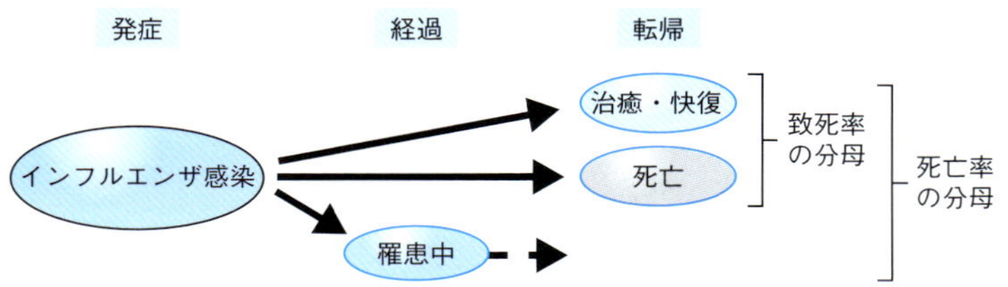

図●インフルエンザ感染症の転帰

まとめ 死亡率を算出する際には罹患中の人も含めます．

参考 ➔ 23

Column 09 ● 米国EBM実践の現状

私が東京海上日動メディカルサービスのプログラム（http://www.tokio-mednet.co.jp/nprogram/）でアメリカ内科研修をしたのは1994-1997年です．当時はインターネットやPDA（小型携帯用コンピュータ）が急速に普及し始めたころで，UpToDateなどのエビデンス二次資料もまだあまり充実していませんでした．EBM実践に関しては，自分で資料収集し，批評（critical appraisal）をするトレーニングを日常的に受けました．

2003-2006年にテキサス大学サウスウェスタン医療センターにて内分泌代謝学の臨床専修をしましたが，近年ではEBMに関しては実践・教育とも二次資料を使いこなすことに重点が置かれています．病棟の端末や自宅からは図書館にアクセスして二次資料や医学論文や教科書がオンラインでいつでも入手可能です．研修医や学生間でもiPhoneなどのスマートフォンの普及率がかなり高く，EBMや統計のアプリも充実しています．

エビデンスが充実し，コンピュータやPDAが発展してきてはいても，“Treat patients, not numbers（治療対象は患者であり，検査値ではない）”という訓戒は私が1994年に最初にアメリカで臨床研修をしたときから強調されてきています．新鋭の検査機器であっても症状病歴・身体所見の情報を基盤に「補足的に」検査することで初めて価値が出ることが一層教育されています．

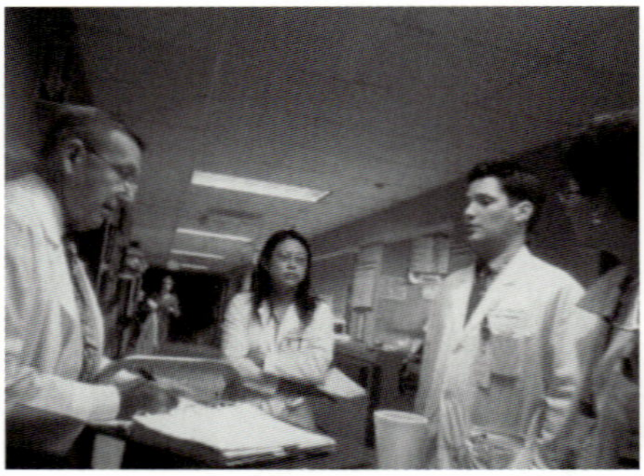

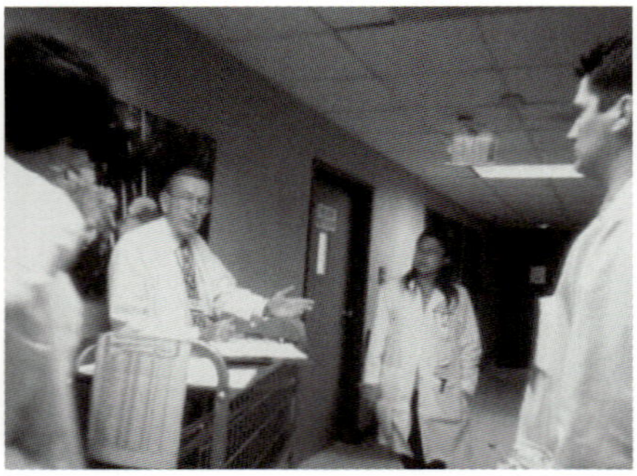

図 ● テキサス大学での教授回診の様子

教授も診察後カルテ記載をします．

実践編

36 研究仮説の意義は客観的で明確な結果を導くことです

Point 覚えるべきこと

- 臨床研究は，まずはじめに何を究明したいのかを仮説として明文化・設定します（＝研究仮説）
- 臨床研究には，仮説検証型研究と仮説提唱型研究があります

関連 **Question** Answerは本文に

- **研究計画（protocol）の意義は何ですか？**
- **なぜ仮説を最初に立てなければならないのですか？**

1 研究仮説

研究仮説は作業仮説とも呼ばれ，研究のデザインを制作する際の第一歩です．臨床研究は，**まずはじめに何を究明したいのかを仮説として明文化・設定し**，その目的内容に応じて研究デザイン・方法を計画します（表1）．思いつきや行き当たりばったりのデータ収集では，バイアスが大きく入り込んだり方向性を失ったりしてずれの誤差が拡大するだけでなく，検定で有意差が出なかった場合に本当に違いがないのか，それともデザイン・標本数が原因で違いを検出できなかったのか区別がつかなくなってしまいます．一方，有意差が出た場合，デザインやデータ分布が不明確では，偶然性による影響（ぶれの誤差）なのか検定が誤っていたのかわからなくなってしまいます．そのため，適切で客観的な評価ができるように研究開始前にあらかじめ研究仮説を立て，それに基づいて研究計画（protocol）を作成する必要があるのです．

2 仮説と検定の関係

研究仮説は医学的発想に基づき，研究は臨床の現場で行われるので結果の再現性は必ずしも高いとは限りません．検定はその再現性（信頼性）を客観的に評価検証するための道具です．検定がすべての結果を出すのではなく，検定結果を基に仮説に戻って最終的な医学的判断をしなければなりません．

表1 ●研究仮説の例

×	「糖尿病患者のデータを集めて糖尿病と何か関連のありそうな食生活因子を探してみよう」（漠然・方向性なし）
○	「コーヒー摂取によって糖尿病発症がどの程度予防できるだろうか？」（明確・具体的）

3 エビデンス精選法

臨床研究を実施する場合も，その結果（エビデンス）を臨床活用する際も，まずは何を究明・解明したいのかを明確にする必要があります．そうしなければ地図を持たずに初めての山道を歩くようなものです．EBMのSTEP1ではクリニカルクエスチョンの定式化を行い，それに基づいてSTEP2で文献検索をします（表2）．このSTEP1の定式化は実は臨床研究の仮説の構成とほぼ一致します（表3）．また，文献検索後，的確で質の高い文献を選別しますが，ここでも同じように各研究の仮説を検証し，仮説が研究前に設定されていなかったり検定されていなかったりするような文献を後回しにしていきます（表4）．

4 仮説検証型研究 vs 仮説提唱型研究

臨床研究のなかには仮説を実証・立証するものと症例集積のように仮説を提唱・提示するものがあるので，報告を選択する際にはこの二者を見極める必要があります（**表4**）．特に学会レベルの発表では後者が目立ちます．ただし，仮説提唱型研究が無意味ということではありません．客観性が高くないのでエビデンスとして妥当性水準が低いだけです．客観的判断を目指すために，バイアスや交絡因子の存在（ずれの誤差），偶然性の影響（ぶれの誤差），因果と単なる相関の違いに注意を払いましょう．

表2 EBMの手順

STEP1	クリニカルクエスチョンの定式化
STEP2	文献検索
STEP3	研究の妥当性と結果の信頼性・臨床的意義の批評（critical appraisal）・検証
STEP4	実際の患者への適用（統合的臨床判断）
STEP5	STEP1～STEP4の評価・フィードバック

表3 クリニカルクエスチョン構成要素

1 患者（Patient）
2 介入（Intervention）・条件（If）
3 比較（Comparison）
4 結果（Outcome）

表4 仮説検証型研究と仮説提唱型研究の比較

	仮説検証型	仮説提唱型
研究デザイン	強・妥当性高い	弱・非客観的
仮説	研究前に設定	なし，または後からデータ収集解析
比較項目エンドポイント	少	多
*p*値	小	大
信頼区間	狭	広
他データでの確認・追試	あり	なし

補足 **①研究仮説と検定仮説**

バイアスをなくすことはできても偶然性の影響（random error）は決して免れないので，確実に違いがないということは実証不可能です．また，どの程度までを誤差範囲とするかはコンセンサスを得るのが困難です．そこで検定上は2群間に差がないという検定仮説（帰無仮説）を立て，検定によって偶然性の影響（ぶれの誤差）の大きさを推定します．その値に基づいて実際の観測値が偶然性によるものなのか，偶然性とは考えにくいものなのかを確率で判定します．

②暗黙の了解？ コンセンサス？

臨床試験を行う際には，診断基準・治療効果判定基準などを試験開始前に明確にし，一貫する必要があります．試験実施当事者にとっては一般的な基準と思えても，学会ごとに基準が異なる疾患も少なくありません．逆にエビデンスを評価する際にも，いつ・どこの基準が用いられているのか，気をつけなければなりません．特に，症状による診断や入院の決定基準などは客観性に乏しいだけでなく，恣意的にもなり得るので要注意です．

③1次エンドポイントと2次エンドポイント

1つの臨床研究で検証できるエンドポイント（評価項目）は1つだけで，1次エンドポイントと呼ばれます．逆に，臨床研究は1次エンドポイントを検証するためのデザインとなっています．2次エンドポイントはついでに調べて仮説を探求するオマケであり，たとえ有意差があったとしても仮説の立証ではなく提唱にすぎません．大きく割り引いて読みましょう．

まとめ エビデンスを読む際には，その研究が仮説を実証するものなのか，提唱するものなのかを判別しましょう．

参考 → 4，5，46

37 エビデンスの批評（critical appraisal）とは，妥当性・信頼性・臨床的意義を評価することです

Point 覚えるべきこと

- 有名医学誌の論文も鵜呑みにできません
- 統計学的に有意差があっても，臨床的にその差が意味をもつかは別です

関連 Question Answerは本文に

- なぜ批評（critical appraisal）をしなければならないのですか？
- 批評とはエビデンスのあら探しですか？

有名雑誌に掲載されたすべてのエビデンスの質が高いとは限りません[1]．自ら論文を読み，その妥当性・信頼性と適用する価値を評価し，選択したエビデンスが「入手できる最良の根拠」であるかを評価します．現代の医師に求められるのは文献検索だけでなく，質を評価して取捨選択する能力です．**批評（critical appraisal, 批判的吟味）とはエビデンスの妥当性・信頼性・臨床的意義について，長所短所とも客観的に慎重に検証することです．**批評とはいっても，あら探しをしたり否定したり文句をつけたりすることではありません．

エビデンスの検証の流れは以下のとおりです．

1 エビデンスの要約

長い論文を漫然と読んでいても理解はできません．表1の項目に従って要約すると理解も深まり，検証もしやすくなります．EBMのSTEP1のクリニカルクエスチョン構成要素に着目してください．**表1**の各項目が明確でない論文は信用性に乏しいでしょう．

2 研究の妥当性の評価：バイアス（ずれの誤差）の検証

研究方法・デザインについて，バイアス・交絡因子などの検証をします（表2）．

注意 **有名医学誌に掲載された文献であっても，すべてが信用できるとは限らず，盲信してはいけません．**

表1 エビデンスの要約項目

1. 背景・研究目的（仮説）
2. 研究デザイン
3. 対象者・場所・規模
4. エンドポイント（目的とする臨床転帰や検査の診断特性）
5. 結果（2×2表・グラフ・フローチャートにまとめる）
6. 統計解析法と有意差検定および臨床的意義

表2●検証項目

1. 研究の妥当性（研究方法・デザイン・バイアス）
2. 結果の信頼性（統計学的有意差・信頼区間）
3. 臨床的意義

3 結果の信頼性：偶然性の影響（ぶれの誤差）の検証

臨床研究の結果は偶然の影響にも左右されますので，統計学的検定による再現性・確実性の評価が必要です（**表2**）．

4 臨床的意義の評価：

注意

しかし，研究結果にどんなに**統計学的に有意な差があったとしても，臨床的にその差が意味をもつかは別問題**です．**数量的なデータは臨床的枠組みのなかで初めて意味をもつ**ので，エビデンスの結果の臨床的意義についての評価も必要となります．特に論文の要約部には結果の概略しか記載されていないことが多いので，実際に自分で本文を読んで判断しなければなりません．論文に書かれている結論はあくまで論文著者の解釈にすぎず誇大評価が少なくありません．

文　献

1）Chan, A. W., et al. : Empirical evidence for selective reporting of outcomes in randomized trials : comparison of protocols to published articles. JAMA, 291 : 2457–2465, 2004

まとめ 臨床研究そのものの統計学的評価に加え，結果の臨床的意義も吟味します．

参考 → 47，52，59，60，65，66，67

38 臨床研究の**妥当性**とは，客観性と普遍性のことです

Point 覚えるべきこと

- 臨床研究の結果（事実）には，バイアス（ずれ）と偶然性（ぶれ）による誤差があります
- EBMでは，目の前の患者への適用性も検討します

関連 Question Answerは本文に

- **エビデンスは誰にでも適用できるのですか？**

標本研究の結果から母集団（真実）の特性を推測する際には，研究の質と普遍性も検証する必要があります（図）.

1 内的妥当性（internal validity）

研究結果は事実ですが，真実とは限りません．バイアス（ずれ）と偶然性（ぶれ）による誤差が付きまとうからです．研究方法およびそのデザインを検証して妥当性を評価します．EBMのSTEP3に該当します．

2 外的妥当性（external validity）

どんなにデザインまたは統計学的評価で優れた研究であったとしても，標本の特徴が特殊

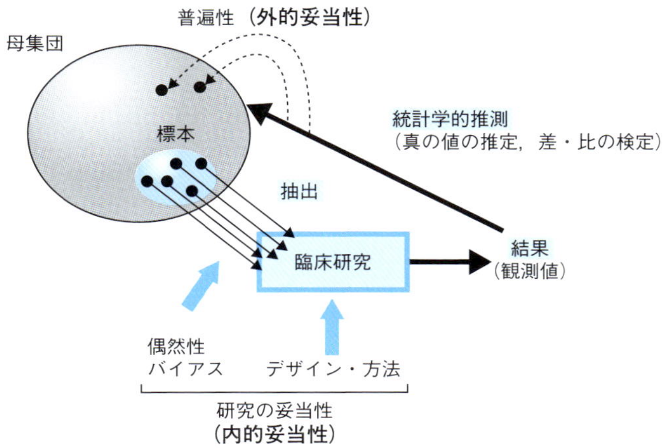

図 内的妥当性と外的妥当性

(＝バイアス）で一般性・普遍性に乏しいのでは，結果を診療に活かすことができません．この一般性・普遍性が外的妥当性です．EBMではこの外的妥当性を評価し，目の前の患者にも適用できるかを検討します．

臨床統計学の真髄は，客観的・確率的判断をすることです．内的妥当性も外的妥当性も完全であることはまずありえないので，**その不確実性・限界を客観的に認識して，より良い医療を目指すことが重要なのです．**

まとめ 臨床研究報告の内的妥当性と外的妥当性を評価して，臨床医療に活用します．

参考 → 3，8，39，47

Column 10 確証バイアス（confirmation bias）

バイアスの多くは手法上の問題なので，研究デザイン上は最小限にすることは困難ですが不可能ではありません．しかしどんなにデザイン上のバイアスが小さくなっても，結果を判定したり臨床に適用したりするのは人間なので，信念・惰性・習慣・通念などが最終的なバイアスとして妨げとなります．できあがった信念（たとえ否定されたものでも）にしがみつく性向を確証バイアスと言います．その結果，その信念を支持する情報のみを集めようとし，否定的な情報を毛嫌いする行動パターンができあがってしまいます．

この傾向をなくすためには，エビデンスを認識（awareness）すること，基本的に賛同（agreement）すること，導入（adopting）すること，順守（adherence）することが重要です（文献）．

〈文献〉

Heneghan, C., et al. : Hypertension guideline recommendations in general practice: awareness, agreement, adoption, and adherence. Br J Gen Pract, 57 : 948–952, 2007

難易度 ★★☆

39 検定の意義は，研究結果（事実）を基に，真の値の確率的判断を行うことです

Point 覚えるべきこと

▶ 検定の前に，何を明らかにしたいかという仮説を立てます
▶ 2群間の違いを証明する検定では，「違いがない」ことを仮定（帰無仮説）します

関連 Question　Answerは本文に

▶ 信頼区間の推定や検定はどうして必要なのですか？

1 統計学的検定

　検定とは，推定と同様に，標本についてではなく母集団（真実）に対する仮説の成立を調べる手法です（図）．検定の前に仮説があるのであり，「まずは何でも検定する」という姿勢は本末転倒です．臨床研究の結果はバイアス（ずれ）と偶然性（ぶれ）によって左右されます．バイアスがなければ（あるいは調整すれば），偶然性の影響による誤差（random error）は統計学上計算可能で，その評価も可能です．この統計学的検定により，確率に基づく客観的判断が可能になります．

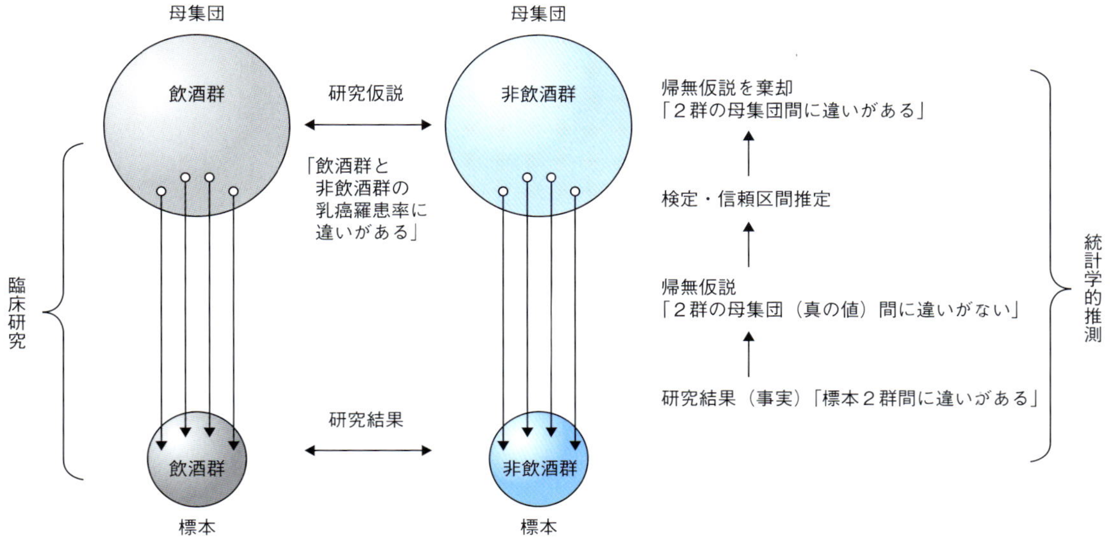

図●臨床研究と統計学的推測の流れ
　［注意！］臨床研究は標本の分析で，検定は標本分析結果に基づいた母集団（真実）の推定値の評価です．

2 帰無仮説

研究デザインにおいても検定においても，まずは何を明らかにしたいかという仮説を立てる必要があります．そうでないと非客観的になったりバイアスが入り込む余地が増えたりします．２群間の違いを証明する検定においては，「違いがある」ことは主観的で完全に実証することが困難なので，「違いがない」ことを仮定（帰無仮説）します．ただし，偶然性の影響は絶えず存在するので，「違いがない」ことも実は実証不可能です．そこで実際に出た違いが偶然性の影響で生じた（本来は違いがないのにたまたま違いが生じた）確率を計算し，その確率が小さければ違いが偶然生じたとは考えにくいので，帰無仮説を棄却して有意差がある（確実に違いがある）と判定します．

3 検定法

多くの臨床検査において，検定は正規分布を仮定して行われますが，まずはデータ分布型を確認し，分布型やデータの属性に応じた仮説検定法を選ばないと誤った確率が算出されてしまいます．

4 解　釈

１）統計学的有意差

検定結果は確率（p 値）または信頼区間で表され，これらの数値に基づいて判断をします．臨床的には信頼区間を使用する方が実用的です．

２）臨床的意義

注意

ただし，**統計学的に有意差があったとしても，それは臨床的重要性を保証するものではありません．**エンドポイントの臨床的意義を検討する必要があります．さらに患者の意向も組み入れることが必須であることは言うまでもありません．そもそも仮説の段階で臨床的意義があまりないなら検定を行うことは不要です．

３）検定の限界

①バイアス

統計学的検定計算そのものの妥当性は確立されていますが，研究自体にバイアスがあったのでは検定結果の妥当性は低下します．

②αエラー・βエラー

算出された確率が小さいからといって，偶然に起きた違いを有意な違いと判定してしまう（帰無仮説が正しいのに棄却してしまう）ことをαエラーと言い，通常は有意水準として５％に設定します．一方，求めた確率が大きいからといって本来の違いを見逃してしまう（帰無仮説が誤っているのに採択してしまう）ことをβエラーと言います．

まとめ 偶然性による影響を考慮し，母集団の指定値の信頼性（再現性・確実性）を算出します．

参考 ➔ 8，9，42，45

40 検定法は研究の目的・デザイン・データの特徴に応じて使い分けます

Point 覚えるべきこと

- 検定は仮説の信頼性（確実性）を確率として表す操作です
- 標本データから，母集団の平均値や頻度・割合に関する推定値の差や比の確率的判定をします（表）

関連 Question Answerは本文に

- t検定と χ^2（カイ）検定の違いは何ですか？
- 両側検定と片側検定の違いは何ですか？

1 治療効果・予後

データは通常，計量データ・分類データ・順位データで表されます．

1）平均値の差の比較

データが**正規分布**である**2群間の計量データの比較にはt検定を使います**．臨床データでは一般に標本数が30以上であればほぼ正規分布に従うので，実際のデータの分布を度数分布表や解析ソフトで確認してから検定をします．比較対象が時系列の場合や3群以上の場合はANOVA（分散分析）で一括検定します．

2）頻度・割合の比較

分類データ・順位データでは，χ^2（カイ）検定を用います．計算は指数対数を用いるので複雑ですが，関数電卓で標準誤差（SE）や信頼区間（CI）も計算可能です．

2 相関性

1）相関係数

相関係数rは両者の関連性の強さを表す指標で，r^2を寄与率といいます．正規分布データでの相関係数は一般にPearsonの相関係数とも呼ばれ，－1～＋1の値（r^2は0～1の値）

表 代表的検定法・指標

t検定	平均値の差の比較（正規分布）
χ^2検定	頻度・割合の比較
Pearsonの相関係数	2データ間の関連性
重回帰分析	複数の予後因子と転帰の関連性
Kaplan-Meier解析	時間と転帰の関連性
ログランク検定	生存曲線の比較

をとり，0であれば相関がなく，−1から＋1に近づく（r^2が1に近づく）につれ関連性が高いことを意味します．

検定によってp値や信頼区間が算出できます．しかし，これはあくまで相関係数そのものの確実性を表すのであり，相関の強さの指標ではありません．**相関の強さは寄与率r^2で表されます．**

2）重回帰分析

あるアウトカムに対して2つ以上の因子との相関を分析する場合を重回帰分析と言います．アウトカムと各因子の相関係数が算出でき，さらに各係数の検定も可能です．交絡因子が存在するとき，その影響の評価をしたり計算によって交絡因子を調整（調整・標準化と言います）したりするのに役立ちます．

3 生存率・発症率

死亡や初発症までの時間を解析するための手法がKaplan–Meier解析で，ログランク検定をします．ある時点における累積発症率の比較と異なり，時間ごとの経過の変化も計算加味できます．経時的評価も加味した相対リスクがハザード比です．

補足 ①その他の検定法

治療効果・予後のデータが正規分布に従わない場合はMann-Whitney's U-testやWilcoxon's signed ranked testなどのノンパラメトリック検定〔正規分布の計量データを比較する検定法（t検定，ANOVA）以外の比較検定法〕を行います[2)]．代表値としては平均値（mean）ではなく中央値（median）を用います．ノンパラメトリック検定では分布を仮定しない分，検定効率が低下します．

また，分類データ・順位データの場合，総数が40未満，または各分割表枠期待数が5以下ならFischer's exact testを行います．

②両側検定と片側検定

違いがあるという研究仮説について事前情報がない場合，比較する両者の優劣は不明なので客観性を保つために優劣なしとして両側検定をします（帰無仮説には優劣の仮定が含まれてい

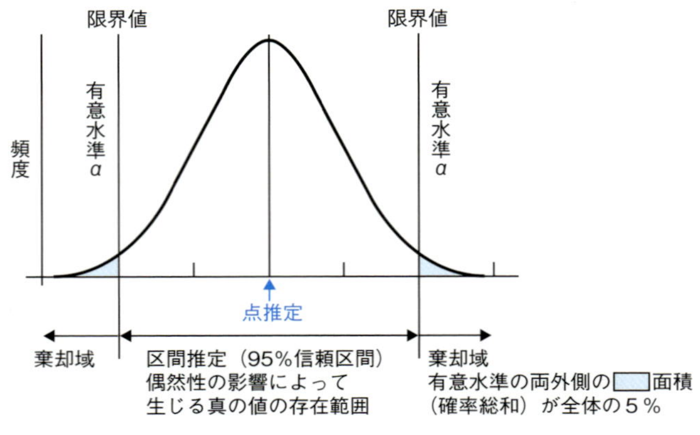

図●信頼区間と棄却域

ません）．すなわち，信頼区間の両外側の確率総和面積が５％（有意水準）未満となる棄却域に「０」（比の場合は1.0）が入り込めば，偶然性の影響で違いが出たとは考えにくいので有意差ありとします（図）．左右の棄却域で２群の優劣は逆転します．棄却域に入らず信頼区間が０（比の場合は1.0）をまたいでいれば，有意差なし（「違いが確実ではない」ことです．「違いがないことが実証された」ことではありません）と判定します．

一方すでに先行研究があり，治療群が対照群に比べて劣ってはいないという方向性のある研究仮説の場合は片側検定をします．すなわち，信頼区間の片外側の確率総和面積が５％未満となる棄却域に「０」（比の場合は1.0）が入り込めば，偶然性の影響で差が出たとは考えにくいので帰無仮説を棄却し，「治療の効果は劣ってはいない」とします．片側検定では，有意差がない場合に（有意に劣っている可能性も含むので），「差がないことが実証された」と早とちりする危険性が減ります[1)]．一方，実は治療により逆方向に有意な有害結果が出た場合（治療の効果が有意に劣っている場合）も，単に有意差なしとして見落とされてしまう危険性があるので要注意です．

実践編

1 総論

文　献

1）Sackett, D. L. : Superiority trials, noninferiority trials, and prisoners of the 2-sided null hypothesis. ACP J Club, 140 : A11-A12, 2004
2）「臨床統計はじめの一歩Ｑ＆Ａ」（能登洋 著），羊土社，2008

まとめ 正規分布に従う計量データの比較にはｔ検定，分類データ・順位データの比較にはχ^2検定を用います．

参考 → 8，15，18，21，39，42，53

41 非劣性（non-inferiority）試験とは，新薬の効果が対照薬と同等以上であることを検証する臨床試験です

Point 覚えるべきこと

- プラセボや無治療が非倫理的な場合や有効性が実証されている他剤との比較をするときに使います
- 研究前に許容線（Δ）を決めておきます
- 「統計学的有意差がなかった」という意味ではありません

関連 Question Answerは本文に

- **同等とは何ですか？**
- **優越性試験とは何ですか？**

最近の臨床研究では，実薬同士の効果を比較する非劣性試験（non-inferiority trial）が増加しています．実薬の効果を実証する場合はプラセボと比較するのが一般的ですが，近年では薬効がすでに証明されている薬剤が多数存在するためプラセボとの比較は往々にして非倫理的・非効率的です．そこで実薬同士の効果の比較を行い，「新薬の効果が標準薬の効果より劣っていない（新薬の効果は標準薬以上である）」という仮説の検証を行います．**「2群間で有意差がなかった」という意味ではありません**．また，従来の優越性検定とは仮説・評価法が最初から異なります．

1 同等とは

統計学での同等とは，「相対リスク＝1.0」・「差＝0」であり，ぶれの誤差もないことです．しかし現実には臨床研究においてぶれ（偶然性による誤差）がないことはありえません．綱引きに例えれば，同じ強さのチームが引きあっても綱が全く動かないことはありえません．**「有意差なし」とは，ぶれの誤差があるために確実な違いがあるとは言えないということで，同等という意味ではありません．**

2 非劣性とは

「非劣性（劣ってはいない）」とは同等（相対リスク＝1.0）かそれ以上（相対リスク＜1.0）の効果があることです．ただし，最初から勝ちは設定されていない（後述）ので「優れている」と言うこともできませんし，前述のようにぶれの誤差があるので全く同等（ぶれなし）ということはありえません．

3 優越性試験（superiority trial）

目的：新薬などについてプラセボや無治療と比較する従来からの臨床試験です．

仮説・研究デザイン：「アンジオテンシンII受容体拮抗薬（ARB）はアンジオテンシン変換酵素阻害薬（ACEI）よりも冠動脈疾患予防に有効である」というように，有効性に関して優れている（相対リスク＜1.0）という研究仮説を立てて研究を組み検証します．

検定・評価：五十歩百歩の評価基準のように，「効果あり」の基準は直感的で人によって違います．しかもぶれという偶然性による誤差もあるため，どこまでを許容範囲とするかは一層あいまいです．一方，「効果がない」こと（相対リスク＝1.0または絶対リスク差＝0）は誰にとっても同じなので，「効果がない」ことを否定する（二重否定）ことで優越性を立証するのが通常の検定法です．「優越性がある」という結論が間違っている（ウソである）確率をp値として算出しますが，ARBとACEIのどちらが優性かはわからないため対等とみなして両側検定で評価します．評価結果は「有意差あり＝勝負あり」・「有意差なし＝引き分け」です．

サッカーで言えば，FIFAランキング13位の日本と15位のガーナの通常の試合に該当します（2011年4月13日時点）．サッカー日本 vs ガーナ戦でハンディをつけずに試合をすることに該当し，結果は勝ち・引き分け・負けのどれかです（臨床研究ではPK戦はありません）．

4 非劣性試験

目的：プラセボや無治療が非倫理的な場合や，有効性が実証されている他剤との比較をする臨床試験です．

仮説・研究デザイン：「ARBはACEIより劣ってはいない」というように，同等以上の有効性（相対リスク≦1.0）を立証する方法です．研究者としては本心は新薬ARBは古株ACEIより優れていると言いたいところでしょうが，新薬は確立したエビデンスが少ないので強いことは言えないためにこのような立証法をとります．

検定・評価：推定値にはぶれの誤差があるので，その誤差幅を基に差し引いた許容範囲（ハンディ）をあらかじめ設定し[1]，その境界線・判定ライン（Δと言います）を信頼区間がまたいでいなければ「劣ってはいない（同等かそれ以上）」，またいでいれば「劣っている」と評価します（図）．ただしこの評価基準（Δ）は大きさや贔屓性の点で恣意的なので要注意です．その臨床的意義も検証する必要があります．評価結果は「負け」・「負けではない」の２種類です（最初から「勝ち」は設定されていません）．

サッカーではFIFAランキング１位（2011年４月13日時点）のスペインに挑む際に，内心は勝つ意気込みでも実際には１点差の失点は負けたことにはしない（非公式・恣意的ですが日本に１点ハンディをつける）と決めるようなものです．「２点以上失点したら負け，１点失点までは負けではない」と評価します．ただしこの日本 vs スペインでは最初から日本の勝ちはなく，たとえ日本の得点のほうが多かったとしても客観的（統計学的）な評価としては「たまたまであろう」，「再現性・信頼性は低いであろう」と片付けられてしまうだけで

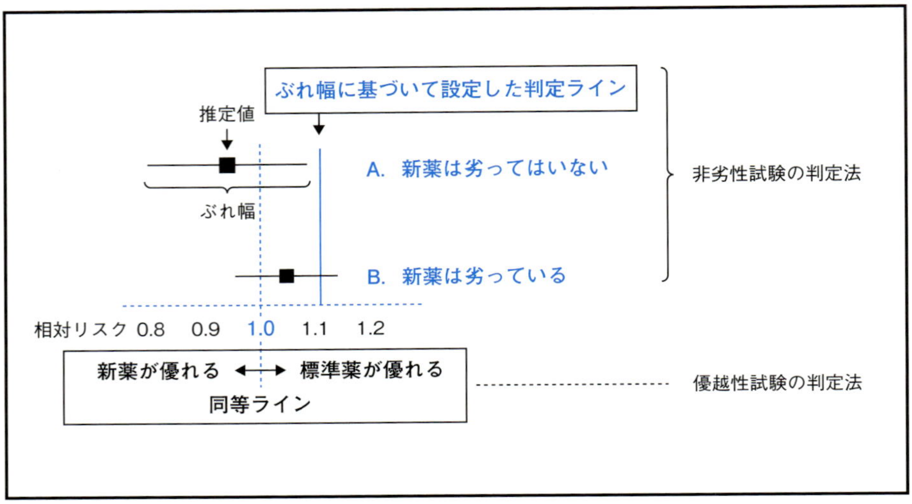

図●非劣性試験の評価法

非劣性試験では，信頼区間（ぶれ幅）に基づいて判定ライン（ハンディ・Δ）を設定します．この例では相対リスクのΔ＝0.1です．判定ラインは1.1となります．Aは信頼区間が判定ラインをまたいでいないので「新薬は劣ってはいない（標準薬以上の効果）」と判定します．Bは信頼区間が判定ラインをまたいでおり，ハンディの許容範囲を超えているので「劣っている」と判定します．

しょうから，このような評価制度の試合にするのです．「勝つことは考えていない，負けさえしなければいいんだ」という研究です．

文　献

1）Piaggio, G., et al. ; CONSORT Group : Reporting of noninferiority and equivalence randomized trials : an extension of the CONSORT statement. JAMA, 295 : 1152–1160, 2006. Erratum in : JAMA, 296 (15) : 1842, 2006

まとめ 非劣性とは有意差がないことではありません．

参考 → 9，42

42 統計学的有意差とは，確実な違いのことです

Point 覚えるべきこと

- *p* 値（危険率）とは，結果が偶然の産物である確率です
- *p* 値が小さいほど違いがあることが確実になります
- *p* 値が小さいほど違いが大きいという意味ではありません
- 信頼区間（confidence interval：CI）が狭いほど誤差幅が狭く，違いがあることが確実になります
- 確実性の高さを信頼性（精度）と言います

関連 Question Answerは本文に

- “有意差がある”とは何を意味しますか？
- 違いがあることはどうやって証明するのですか？
- 信頼区間とは何ですか？
- *p* 値と信頼区間のどちらを使って判断したらいいのですか？

1 不確実性

医療には不確実が常に付きまといます．特に，臨床研究の結果は偶然の産物である可能性（ぶれという誤差）を完全には払拭できません，標本での観測値は母集団の一部の集団での結果なので，調査・研究をくり返すと**結果は偶然性の影響によってぶれる可能性があるからです**．このぶれが少ないほど信頼性（再現性・精度・確実性）が高いことになります．

2 事実 vs 真実

２群間で本当に違いがあるのかどうかは，単純にyesかnoかで答えられる問題ではないのです．また，「違いがある」という仮説を立てて検証しようとしても，どのくらいの数値幅を真実の違いと呼べるのかを仮定するのは主観的で困難です．

そこで統計学的検定では，まず「２群には差がない（または比が１である）」という検定上の仮説（帰無仮説）を客観的に立て，その仮説が正しい確率や誤差幅を計算（検定）します（図１）．

3 *p* 値（危険率）

検定で得られた確率が，「２群間には本来は違いがないのに偶然の産物で２群間に違いが出た」確率です．これを危険率と呼び，*p* 値として表します．極言すれば，***p* 値は「結果がウソである危険性」のことです**．

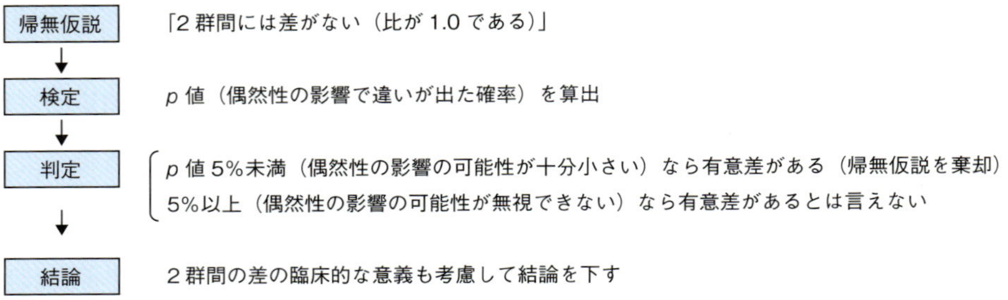

帰無仮説
「2群間には差がない（比が1.0である）」
検定
p値（偶然性の影響で違いが出た確率）を算出
判定
p値5%未満（偶然性の影響の可能性が十分小さい）なら有意差がある（帰無仮説を棄却）
5%以上（偶然性の影響の可能性が無視できない）なら有意差があるとは言えない
結論
2群間の差の臨床的な意義も考慮して結論を下す

図1 有意差検定の流れ－1

検定の結果p値が20％だったとすると，「偶然性による影響で違いが出た可能性は20％である」と言えます．p値が小さいほど違いがあることが確実になり，結果（事実）はほぼ確実・普遍的であると言えます．ただし，p値が小さいほど違いが大きいという意味ではありません．

4 統計学的有意差

偶然ではなく，**統計学的に確実な違いを有意差と言います**．通常の臨床ではp値が5％未満であれば，偶然性の影響による可能性は問題にならないほど小さく，有意差がある（結果は確実である・ウソっぽくない）と判断します（**図1**）．

ただし，この有意差はあくまで統計学的確率に基づいた判断であり，実際の臨床の場では臨床的意義も考慮して判断する必要があります（図2）．ごくわずかな差でも統計学的には有意となることもあるからです．

5 p値のピットフォール

（誤）$p \geqq 0.05$なら「真に違いがない」

→（正）有意差があることが実証されなかっただけであり，その検定結果だけで真に違いがないことが結論づけられるわけではありません．p値は違いがないという帰無仮説の確率指標であり真実の値の評価値ではありません．

（誤）p値が小さいほど効果の違いが大きい

→（正）p値が小さいほど「違いがあること」がより確実（ウソっぽくない）ということであり，効果の程度は2群間の測定結果値の差（または比）で示されます．また，一般に同じ効果の程度でも標本数が多ければp値は小さくなります．

6 信頼区間（confidence interval：CI）

偶然性によるぶれ幅は計算可能なので，母集団（普遍的な真実）の推定値の誤差幅を算出することができます．**95％の確実性（$p = 0.05$）で推定値が分布する数値幅を95％信頼区間と呼び**，例えばCI［1.6–7.2］（カッコ内の数値は信頼限界を指します．**入門編8**参照）という形式で表されます．差の信頼区間が0（比なら1.0）をまたいでいたら有意差があるとは言えないと判定します（**図2**）．一般に信頼区間の幅が狭いほどp値も小さく，違いがあ

帰無仮説　「2群間には差がない（比が1.0である）」
↓
検定　信頼区間（真の値の誤差幅）を算出
↓
判定　差の信頼区間が0をまたいでいたら（比の場合は1.0をまたいでいたら）有意差があるとは言えない
またいでいなかったら有意差がある
↓
結論　信頼区間の幅・2群間の差の臨床的な意義も考慮して結論を下す

図2 有意差検定の流れ－2

ることがより確実になります．さらに，信頼区間の幅があまりにも広い場合には，検定法選択が誤っている可能性が示唆されます．

p値，信頼区間のいずれを用いてもかまいませんが，信頼区間を用いるとぶれの程度と大雑把な危険率が一見してわかります．また，臨床判断は$p = 0.05$を境に白黒をつけるようなものではないので，p値よりも信頼区間で推定値のばらつき幅を含めて判断を下す方が臨床には適しています．

補足 帰無仮説と危険率

1．帰無仮説は検定のための統計学上の仮説であり，臨床研究そのものの本来の仮説（研究仮説・作業仮説）ではありません．
2．危険率とは，帰無仮説を誤って棄却してしまう可能性（危険性）のことです．

まとめ p値（危険率）は，本来は違いがないのに偶然性の産物で違いが生じた確率です．信頼区間は推定値の誤差幅です．両者とも確実性の指標であり，違いの大きさとは無関係です．

参考 → 8，9，39，40，45

43 統計ソフトには代表的なものとして，Excel，STATA，SPSS（PASW），R，JMP，SASがあります

Point 覚えるべきこと

▶ 自分の研究を医学誌や学会で発表するには適切な統計ソフトで解析計算する必要があります

関連 Question Answerは本文に

▶ **どのようなソフトを使っても結果は同じですか？**

1 データ管理

パソコンでデータ管理をする代表ソフトにはExcel，Access，File Makerがあります．特にExcelは個人パソコンレベルで科学・ビジネスなど広い分野で普及していて使いやすいソフトです．

2 統計ソフト

目的・レベルに応じて以下のソフトを使い分けます．一流国際医学誌ではSAS，STATA，SPSS（PASW），Rの順に頻用されています．

1）Excel

個人レベルで統計計算・検定をするのに向いています．平均値・頻度・標準偏差・相関係数などは「挿入→関数」のコマンドで即座に計算できます．また，アドインプログラムを使用するとさまざまな検定が可能になります．ただし精度・検定項目に制限があるので一流医学誌や学会では受理されない可能性があります．投稿誌・学会の規程や過去論文に目を通しましょう．

2）JMP

主にマウスでアイコンをクリックして作業を進める直観的・視覚的操作なので初心者にも使いやすい印象です．統計手法を知らなくても使えます．SASの下位機種で比較的廉価ですが，機能に制約があるため医学誌での利用はごくわずかです．

3）SPSS（PASW）

多くの一流誌で認定されており，定評があります．機能も充実しサーバデータも使用可能です．日本語の解説書も豊富です．ただしサンプルサイズを計算したりすることができません．

4）STATA

機能が充実し演算速度が速く図がきれいな点で定評があります．主にコマンド操作で使用

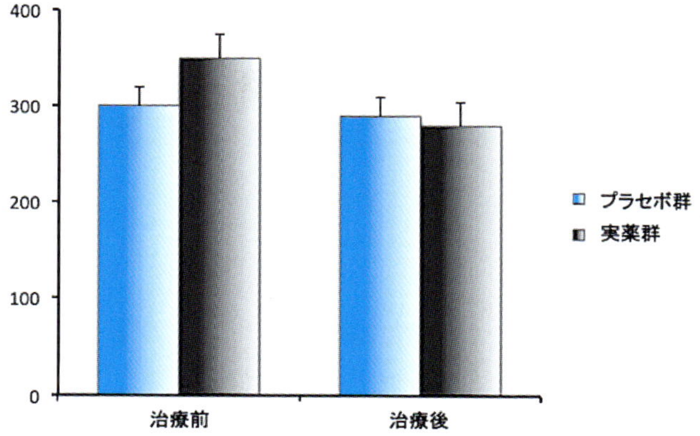

図 Excelによるグラフ
エラーバーも描けます．

するので慣れないと使いにくい印象があります．日本語解説書もあまりありません．

5）R

無料のソフトで機能も比較的充実しています．ただし医学誌での利用はわずかです．

6）SAS

本来大型汎用コンピュータ用の高価ソフトで，統計学のgold standardです．

3 グラフ・表

Excelや他のソフトで一通りのグラフ（図）や表は描けますが，融通性がないのが欠点です．医学誌投稿に際しては本格的グラフソフトで描くか，PowerPointやIllustratorに移植後，加工するのが好ましいでしょう．電子投稿の場合，グラフのファイル形式をIllustratorのEPSに限定している医学誌もあります．

まとめ 目的に応じて統計ソフトを使い分ける必要があります．

参考 → 18，19，40，53

難易度 ★★★

44 不確実な状況下で臨床方針を決定するには，**決断分析**という疫学的解析法が役に立ちます

Point　覚えるべきこと

▶ 決断分析は医学的に最適な治療方針が個々の患者の意向に合うか客観的に判断する手段となります
▶ 対話を通して不確実性を直視します

関連 Question　Answerは本文に

▶ 臨床上の決断は確率論で解決するのですか？

1 決断分析（decision analysis）

　現実の臨床医療では，検査や治療の効果・価値に関して不確実なグレーゾーンが存在します．EBMはこのような領域で役立ちます．決断分析とは，不確実な状況下での臨床決断を分析するために行われる，確率に基づいた体系的な解析です．医師個人の感性や直感や経験則で問題を一方的に処理するのではなく，不確実なら不確実として確率・定量的に評価し，臨床方針を協働決定するのです．不確実性を共有するためには，対話によるリスクの提示・評価と意思決定が必須となります[1,2]．

　エビデンスを個々の患者に適応する際，高リスク患者の同定・サブ解析・N-of-1トライアルなどによって，最適な治療法を選択することが可能になります．決断分析は，はたしてその「医学的に最適な」治療方針が「個々の患者の意向」に合うかどうかを客観的に判断する手段となります．見方を変えると，決断分析は医療者にとって検査治療方針の妥当性を自ら見直すことにも役立ちます．

2 判断樹（decision tree）（図）

　判断樹とは，各治療法とそれに伴うアウトカムの確率や価値を評価するための図です．

１）決断に必要な要素
　1．治療法の選択肢の一覧
　2．各治療法のアウトカム
　3．各アウトカムの起こる確率 x
　4．各アウトカムに対する評価・患者自身が評価する主観的な価値 y

２）効用算定
　1．各アウトカムの期待価値を計算する $x \times y$
　2．治療法ごとにアウトカムの期待価値（$x \times y$）の総和を求める

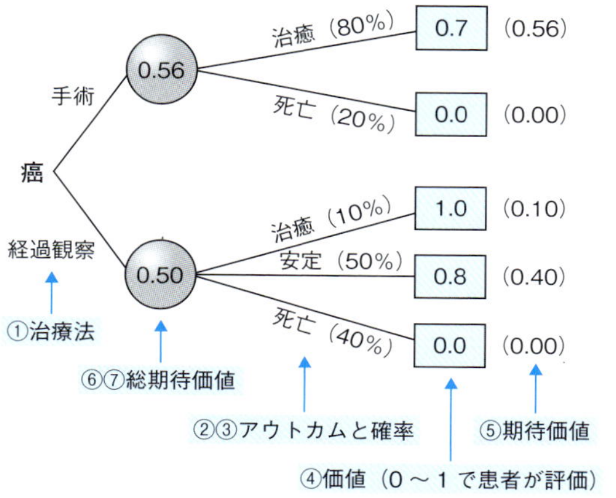

①ある癌の治療法として手術と経過観察があったとします

②各治療のアウトカムを並べます

③各アウトカムの確率を疫学データから求めます

④各アウトカムの患者にとっての価値を尋ねます．手術で治癒しても後遺症が大きければ価値は高くないかもしれませんし，安定していても不安の伴う生活では価値は下がるかもしれません

⑤各アウトカムの期待価値を計算します（確率 × 価値）

⑥各治療法の総期待価値を計算します
手術：0.56＋0.00＝0.56
経過観察：0.10＋0.40＋0.00＝0.50

⑦各治療法の総期待価値を比較して意思決定に役立たせます

図●判断樹の例

3．各治療法の総期待価値を比較する

3 研究の妥当性・結果の臨床的重要性・適用性の評価

決断分析のエビデンスを活用する際には，以下のガイドに従って検証します．

1）研究の妥当性

・すべての重要な治療法（無治療を含む）と転帰が考慮されたか？

・転帰の確率は明確で信頼性の高い方法によって算出されているか？

・転帰の有用性（相対的な社会的価値）は明確で信頼性の高い方法によって算出されているか？

・それぞれの基準の幅が結果にどれほどの影響を与えるか検討されているか？（感度分析，sensitivity analysis）

例えば，糖尿病の診断基準値として空腹時血糖値が140 mg/dLから126 mg/dLに低下するとどの程度合併症予防に役立つかという評価です．

2）結果の臨床的重要性

・ある方針が臨床上重要な便益を患者に与えることが示されたか？

・基準の変動によって結果が変わる可能性があるか？

3）適用性・適用価値

・それぞれの確率は，自分の患者の臨床像に合致するか？

・転帰の有用性には自分の患者の価値観が反映されるか？

・実際の臨床の現場で実践可能か？

補足 ①リスクの定量化

アウトカムの価値は簡単に数字で表せるとは限りません．また，数字で表された価値観に確率をかけて得られた数字同士を比較するのは非現実的かもしれません．しかし，方針決定に迷う場合には，このようなリスクの具体化が不確実性に冷静に向きあって患者と協働決定をすることに役立ちます．メリットとデメリットをはかりにかけ，釣り合いのとれたところで現実的な決断をするしかない困難な場面は少なくありません．

②オーダーメイド医療

EBMでは客観的なエビデンスを基に個別化医療を目指します．ただし，一般にエビデンスで示されるのは集団における確率です．個別化の際に役立つ手法には以下のものがあります．

1）高リスク患者に対する積極的な治療

高リスク患者ほど罹患率が高まるので，絶対的な治療効果（絶対リスク低下）も増加します．絶対リスク低下は検査前確率（有病率）に比例します．リスクの算定と治療内容に関してはさらにプロとしての臨床技量が必要で，エビデンスだけあってもEBM実践はできません．

2）サブグループ解析

どのような特徴をもつ人において特に効果が高いかという分析報告があれば，それを活用します．

3）遺伝子解析の応用

遺伝子解析によって個人ごとの薬効が予測できるようになれば，エビデンスとの組合わせによって一層的確な個人化医療が可能になるでしょう．ただし人間の反応には多くの因子が関与するので遺伝子解析だけでは不完全です．

4）N-of-1トライアル

個人患者に複数の治療を1つずつ試していく「試行錯誤」診療です．一見非科学的ですが，きちんと治療方針を立て，客観的な評価法を導入すれば科学的な個人化医療と言えます．

5）対話による協働方針の決定

最も重要なことですが，本来の「個別化」とはガイドラインやエビデンスを金太郎飴式に押し付けるのではなく，対話を通して患者個人の意向を重視しエビデンスを参考資料として協働方針を決定することです．検査・治療をしないという選択肢もあります．

文　献

1）松島雅人：科学的根拠に基づいた糖尿病治療の基本戦略．レジデントノート，vol6 (7)，羊土社，2004
2）後藤英司 ほか：なぜ医師は患者の話を聞かないのか？医学界新聞，2557：2-4，2004

まとめ 不確実な状況下でこそ，確率・定量的な評価が重要となります．

参考 → 48，51，58

45 検定の限界は，誤って帰無仮説を棄却または採択する確率が常に伴うことです

Point 覚えるべきこと

- 偶然性によるぶれの誤差は検定では排除できません
- 差の臨床的意義も評価します
- 検定は確率的な評価法であり，最終的には臨床的枠組みのなかで判断します

関連 Question Answerは本文に

- αエラー・βエラーとは何ですか？
- 検出力とは何ですか？
- 有意水準とは何ですか？

検定では母集団の特性に関する確率的評価をしますが，100％確実であることや可能性が0％であることを実証するのは事実上不可能です．すなわち，偶然性による誤差（error）が必ず伴うのであり，このぶれの誤差は検定では排除できません．検定は確率的な評価法であり，最終的には臨床的枠組みのなかで判断します．

1 αエラー

危険率（p値）が小さいからと，偶然性によって生じた違いを有意差と早とちり（過剰判定）してしまい，帰無仮説が正しい（2群間に違いがない）のにそれを棄却してしまう誤りをαエラーと言います（表）．第1種の誤りとも呼ばれます．有意水準とは危険率がこの基準を下回ったら統計学的に有意と判断するαエラーの基準で，通常はあらかじめ0.05に設定します（図1，図2）．

2 βエラー

危険率（p値）が大きいからと，本来違いがあるのに違いを見逃してしまい誤って帰無仮説を採択する誤りをβエラーと言い，第2種の誤りとも言います（表）．通常はあらかじめ0.2に設定します．一方，$1-\beta$を検出力と言い，帰無仮説が誤っている場合にそれを正しく棄却する確率を意味します．

表●αエラー・βエラー

		真の差	
		あり	なし
検定結果	有意差あり	正（検出力）	αエラー
	有意差なし	βエラー	正

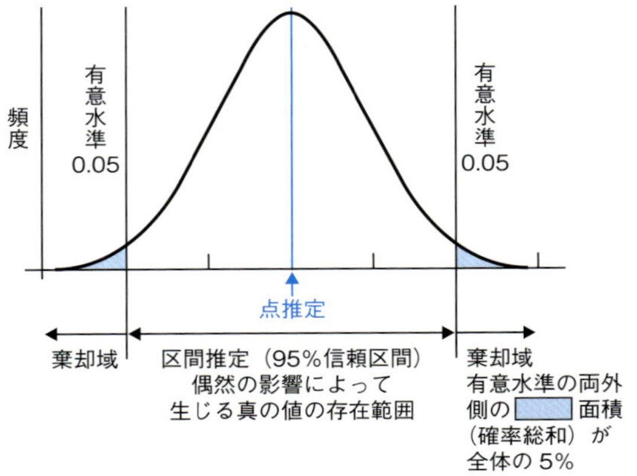

図1●有意水準と棄却域

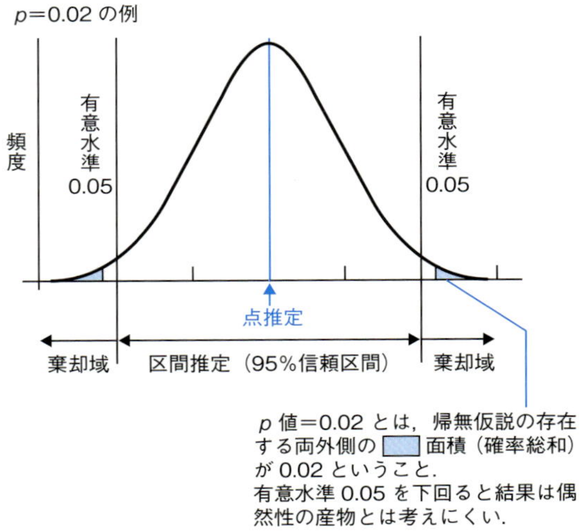

図2●$p=0.02$の棄却域

3 差の臨床的意義

統計学的に有意差があったとしても，その差が臨床上どの程度意味をもつかは別問題です．わずかな違いでも標本数を増やせば有意差が出てしまうこともあるのです．危険率（p値）や信頼区間だけで判断するのではなく，臨床的意義（特に絶対リスク低下やNNT）もあわせて評価する必要があります．

補足 有意水準の根拠

0.05という有意水準は慣習・コンセンサスに基づいており，臨床的・科学的根拠は特にありませんので，一種のバイアス誤差とも言えます．そのため最近ではp値は$p<0.05$というように表すのではなく，$p=0.032$というように数値を直接表記し，0.05という有意水準を杓子定規的に押し付けるのではなく判断を読者に委ねる傾向にあります．それでもp値1点表記では結果を白か黒かのどちらかに片付けてしまう危険性があるので，臨床的にはぶれ幅を表記する信頼区間の方が好まれます．

まとめ 検定の限界を認識したうえで臨床判断をしましょう．

参考 → 39，42，51，64

46 症例報告は，妥当性・信頼性の点でエビデンスとしては水準が高くありません

Point 覚えるべきこと

- 特に相関や頻度に関する症例集積はバイアスによるずれの誤差がかなり高いことに注意します
- 症例報告の限界を認識したうえで臨床に有効活用します

関連 Question Answerは本文に

- **院内集計の方が文献報告よりも適用性が高いのではないでしょうか？**

1 研究の妥当性・結果の信頼性

症例報告は非常に具体的で，病態生理の解明や新たな検査・治療法の開拓に役立つこともときにはあります．また，手術症例や感染症に関する院内集計は，患者・施設の属性としてはその病院内での適用性で優れている可能性もあります．しかし，いずれも臨床研究としては仮説・研究デザインの点で妥当性（質）・信頼性が低い部類です．その理由は，①症例数が少なく偏りがある，②研究前に仮説が立てられていない，③比較対照が設置されていない，ことが往々にしてあるからです．特に相関や頻度に関する報告はバイアス・主観性がかなり高くずれの誤差が大きいので，臨床実践に活用する際にはかなり注意が必要です．交絡因子の存在，偶然性の影響，因果と相関の違いを検討しましょう．

症例報告数に影響を与える要因には次の例があります．

- 新たな疾患概念や検査・治療法が提唱された直後は注目度が高いので，同種の報告が増える傾向にある
- 重症度の高い疾患ほど報告の可能性が増える
- 「斬新さ」，「珍しさ」の点で仮説の提唱に終始した逸話的症例報告が日本の学会で目立つ
- 仮説が立てられていなかったのに集計データの検定をしてみたら有意差が出た場合，報告の動機が生じる

2 仮説とその検定

症例報告から多くの医学知識が生まれてきているのは事実です．しかし問題なのは仮説の提唱に過ぎず，報告のなかではその検定が不可能であることです．その後の実証研究や傍証による事実の確認がないまま，仮説だけに基づいて診療を行うことは，科学的にも倫理的にも不適切です．仮説は立証されて意味をもちます．

3 症例報告・院内集計の意義

症例報告・院内集計は「研究」としてはレベルが劣るものの，以下の点で見直されてきています[1,2]．

- 基礎研究と臨床医療の橋渡しとなる可能性がある
- 症例を担当することや検討会を通して多くの臨床的知識が身につき，臨床統計学と臨床技能の親密さが体得できる．EBM実践においてエビデンスと医療アートのバランスをとるのに役立つ
- 臨床統計学の適用・実践の実例となる
- 新しい疾患概念の認識に役立つ
- 治療の副作用・後遺症の認知に役立つ

文　献

1）Vandenbroucke, J. P. : In defense of case reports and case series. Ann Intern Med, 134 : 330–334, 2001

2）Clinical Epidemiology : The Essentials. (Fletcher, R. H., et al.), Lippincott Williams & Wilkins, philadelphia, 1996

まとめ 症例報告は奇をてらうことではなく，教育的であることが主目的です．

参考 → 5，36，49

難易度 ★☆☆

47 EBMの実践には体系化された5つのステップを踏みます

Point 覚えるべきこと

▶ EBMは患者に始まり患者に帰着するという一連の行動様式で（図），その手順は5段階に体系化されています（表1）
▶ 妥当性（質）・信頼性（再現性・精度・確実性）・臨床的意義を検証します

関連 Question　Answerは本文に

▶ 一連の行動様式とは具体的にどのようなものですか？
▶ 臨床問題とはどのようなことを指しますか？

1 STEP1

　臨床現象面を重視するEBMは，まず目の前の患者から臨床問題を導出します．このステップには優れた**臨床能力があることが前提です．臨床問題とは，どのような検査・治療によって患者に最適な診療を提供できるか**という患者マネジメントやケアに関する問題のことです．臨床問題のカテゴリー（表2）に応じて，一定のクリニカルクエスチョン構成要素とキーワードから患者の臨床問題を文献検索可能な形式に翻訳します．「**どういう患者に，どういう検査・治療をしたら，検査・治療をしなかった場合と比較し，予後（結果）はどうなるだろうか？**」という形式です（表3，表4）．カテゴリー分類するのは，各カテゴリーの目的に応じて適切な研究デザインがあるからです．

2 STEP2

　STEP1の疑問に基づいてキーワードを入力して文献検索をします．臨床研究とは人間を対象とし，臨床的転帰を指標としている研究です．

3 STEP3

　続いて研究デザイン・方法のバイアスを検証し，妥当性の批評（critical appraisal，批判

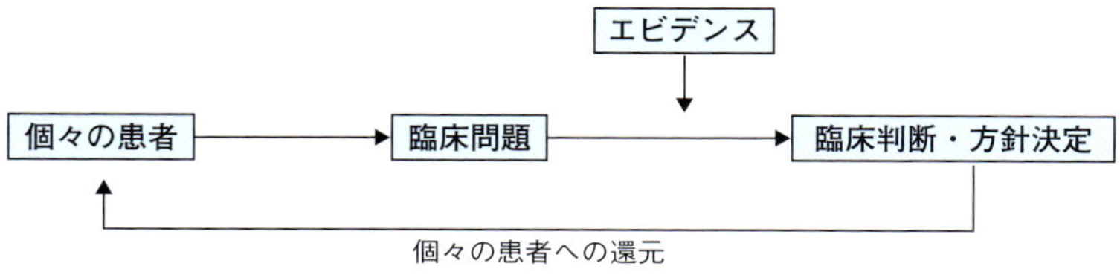

図　EBMは患者に始まり患者に帰着する

表1●EBMの手順

STEP 1	クリニカルクエスチョンの定式化
STEP 2	文献検索
STEP 3	研究の妥当性と結果の信頼性・臨床的意義の批評（critical appraisal）・検証
STEP 4	実際の患者への適用（統合的臨床判断）
STEP 5	STEP1～STEP4の評価・フィードバック

表2●エビデンスのカテゴリー

1. 臨床所見・症状
2. 病因・リスクファクター・害
3. 鑑別診断
4. 診断検査
5. 予後・経過
6. 治療
7. 予防
8. ガイドライン

表3●クリニカルクエスチョン構成要素

1. **患者**（Patient）
   目の前の患者に始まるEBMでは第一要素は患者です．
2. **介入**（Intervention）・**条件**（If）
   治療・検査・リスクファクターなどです．
3. **比較**（Comparison）
   比較対照がないと妥当性が低下します．
4. **結果**（Outcome）
   アウトカムとは検査値や検査所見ではなく臨床的な転帰（症状・発症・死亡など）です．

表4●クリニカルクエスチョン定式の例

1. Patient　：45歳の糖尿病患者
2. Intervention　：アスピリン予防的投与
3. Comparison　：アスピリン非投与
4. Outcome　：心筋梗塞の罹患率低下

定式：「45歳の糖尿病患者にアスピリンを予防的に投与すると，アスピリンを投与しなかった場合と比較して心筋梗塞の罹患率が低下するか？」

的吟味）をします．研究論文は玉石混淆ですから質が高いものを取捨選択する能力が必要です．さらに偶然性の影響を検証し，結果の信頼性（再現性・精度・確実性）および臨床的意義の評価をします．

4 STEP4

実際の患者に適用可能かを検討します．エビデンスを押し付けるのではなく，**臨床医として自らの経験を生かして判断し，エビデンスを個々の患者に還元するのです**．ここでもまた，対話・コミュニケーション能力・行動変容に関する臨床能力・人間性・倫理性が問われます．

5 STEP5

妥当性・信頼性・臨床的意義の評価・検証を重視するEBMにおいては，その実践がうまくできたか自己評価することも必要となります．エビデンスは盲従するのではなく使いこなすものであり，EBMの本質はエビデンスの再現ではなくエビデンスを活用して最適な医療を提供することです．

まとめ EBMは患者に始まり患者に帰着します．

参考 → 3，37，48，49

48 EBMの実践に必要なのは，臨床経験とコミュニケーション能力です

Point 覚えるべきこと

- コミュニケーションを通じて開かれた医療を心がけます
- 常に自分で考えるという姿勢が重要です

関連 Question Answerは本文に

- EBMの実践には，まず統計学を勉強しなければならないのでしょうか？

1 臨床経験の重要性

注意 患者に始まり患者に帰着するEBMで大前提として必要とされるのは臨床能力，すなわち臨床経験とコミュニケーション能力です（表1，表2）．患者の特質や価値観も把握してその患者のもつ問題を全人的立場からマネジメントするのが臨床医の務めで，この点でEBMは従来の医療と何ら変わるところはありません．まずは無条件検査崇拝主義を見直し，病歴と身体所見を重視した基礎診断学を原点から学び直す必要があるでしょう．**EBMの本質は，質の高い患者中心の医療を実現するために，臨床経験・能力とエビデンスの両面をバランスよく統合し，患者ごとに最善のケアを施すことです**．エビデンスに「基づいた」医療とは，エビデンスがあればそれを有効活用しようというものであり，エビデンスが「中心」の医療（エビデンス至上主義）ではありません[1,2]．どんなに的確な文献評論をしても目の前の患者に役立たせることができないのなら，仏作って魂入れずというものです．

表1 EBM実践に必要な要素[1,2]

1. 医療面接，診察の臨床的技能
2. 自分の能力・知識の限界の謙虚な認識
3. 自主的で継続的な生涯学習
4. 向上心および努力することへの熱意

表2 EBMの手順

STEP 1	クリニカルクエスチョンの定式化
STEP 2	文献検索
STEP 3	研究の妥当性と結果の信頼性・臨床的意義の批評（critical appraisal）・検証
STEP 4	実際の患者への適用（統合的臨床判断）
STEP 5	STEP1～STEP4の評価・フィードバック

2 統計学的知識

もちろん文献検索技術やエビデンスの批評能力も重要ですが，これらの能力は慣れて身についてくるものです．しかも便利な二次資料やスマートフォン・PDA（携帯小型コンピュータ）やインターネットサイトも充実してきています．文献評論は臨床経験がなくてもできますが，EBM実践は臨床経験があって初めて可能となるのです． エビデンスは臨床的枠組みのなかで初めて意味をもつのであり，臨床医がその判断をするのです．そのためには**常に自分で考えるという姿勢が必要です．**

補足 EBM実践の原動力

目の前の患者により良い医療を提供しようというEBMの原動力は，変化を受け入れる柔軟な心構え・熱意・謙遜です．

文　献

1）Reilly, B. M. : Physical examination in the care of medical inpatients : an observational study. Lancet, 362 : 1100–1105, 2003
2）Haynes, R. B., et al. : Clinical expertise in the era of evidence-based medicine and patient choice. ACP J Club, 136 : A11–A14, 2002

まとめ エビデンスの前にあるのも先にあるのも目の前の患者です．

参考 → 3，47，49

Column 11 ● 聴診器の意義

感度・特異度の高い精密医療機器の発展に伴い，聴診器が臨床の場で使われる機会が減ってきています．その結果，患者さんと医療者の距離も遠のいてきてしまっています．確かに診断の正確度では聴診器は劣るかもしれませんが，聴診は即座の診断に役立つだけでなく患者さんの胸に聴診器を置くことで計り知れない治療上の効果も生まれます．即座の診断をつけるためだけでなく，近い距離で「聴く」という診療の基本を順守するためにも，聴診術（art）を重視していきたいものです（文献）．

（文献）

・Markel, H. : The stethoscope and the art of listening. N Engl J Med, 354 : 551–553, 2006
・Ma, I. & Tierney, L. M. : Name that murmur–eponyms for the astute auscultician. N Engl J Med, 363 : 2164–2168, 2010

難易度 ★★☆

49 EBMではエビデンスに優先度をつけて活用します

Point 覚えるべきこと

- 診断・予後・治療・予防・病因・リスクファクター（危険因子）・副作用というカテゴリーに応じて，研究デザインを考慮します
- EBMで用いるのは1つのエビデンスだけではありませんし，エビデンスを切り離すこともあります

関連 Question　Answerは本文に

- エビデンスの種類と水準を教えてください．
- EBMでは1つのエビデンスしか使わないのですか？

1　エビデンスの相対的水準

エビデンスには研究デザインの種類によって**相対的な水準**が設定されています（図）．エビデンスのなかでは，無作為化比較試験（randomized controlled trial：RCT）とメタアナリシス（meta-analysis）がデザインのうえで最もバイアスが少なく公平に評価する比較研究なので妥当性が最も高くなります．しかし臨床的には診断・予後・治療・予防・病因・リスクファクター・副作用という**カテゴリーに応じて最適な研究デザインも考慮しなければな**りません（表）．

高（水準）低
- 無作為化比較試験およびそのメタアナリシス
- コホート研究
- 患者-対照（case-control）研究
- 症例集積
- 専門医の私見・思弁・慣例・通念

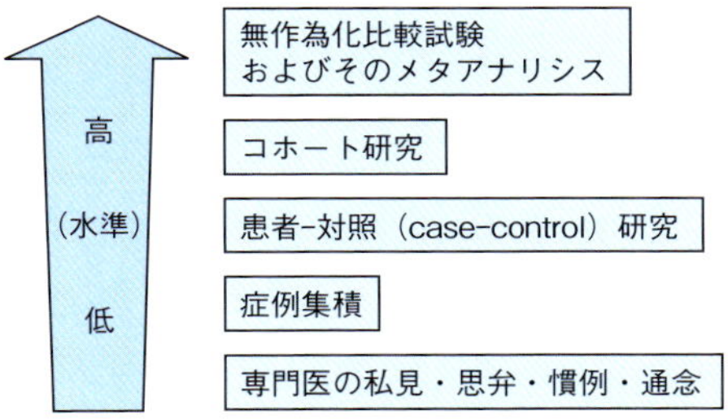

図●エビデンスの種類と水準

表●カテゴリーに応じた最適な研究デザイン

診断	罹患の疑いの高い患者を対象とした横断研究
予後	初期から十分なフォローアップをしているコホート研究
治療・予防	無作為化比較試験
病因・リスクファクター	コホート研究，患者-対照研究
副作用	あらゆる種類のデザインを考慮

2 エビデンスの使い分け

もちろん患者の意向も重視するので，限界を認識したうえで水準の低いエビデンスを優先することもあれば，質の高いエビデンスを切り離すこともあります．稀な疾患や救急外科領域では，無作為化比較試験は困難なことも少なくありません．1つの無作為化比較試験に固執するのではなく，**その時点で最も信頼できる最適なエビデンスを利用するのです**．また，他のエビデンスと対立する場合はその理由も追求します．一見構成も結果も優れた無作為化比較試験でも，傍証や追試確認がなければ普遍性に乏しいでしょう．さらに，新しいエビデンスが出たら積極的にそれを評価する柔軟な態度も必須です．エビデンスが臨床上の決断を下すわけではありません．最終判断は患者を理解したうえで主治医を中心とする医療チームと患者の協働判断に委ねられます．

補足 EBMの守備範囲外

・経験・理論上自明（self-evident）で，臨床研究が今さら不要な医療

例：心不全の急性増悪に対するループ利尿薬投与

喘息重積発作に対する酸素投与

・倫理上，臨床研究が不可能・不適切な医療

まとめ EBMでは臨床問題のカテゴリーに応じた，最適な研究デザインのエビデンスを選択し検証します．

参考 ➔ 3，11，12，47，48

50 ガイドラインを利用するときは，引用文献の妥当性・信頼性・臨床的意義を検証します

Point 覚えるべきこと

- ガイドラインに盲従しないように気をつけます
- 実際の患者への適用性と適用価値を判断します

関連 Question Answerは本文に

- ガイドラインはマニュアル化医療ですか？
- ガイドラインには絶対に従わなければならないのですか？

EBM実践ツールの1つとして，**エビデンスに基づいたガイドライン**があります．引用文献のデータ・統計も記載されていることが多いのですが，ガイドラインは絶対的なルールではなく，あくまで指針なので妥当性・信頼性・臨床的意義を検証し個々の患者の希望も検討して方針を決定する必要があります．以下のポイントに関して実際の患者への適用性と適用価値を判断します．日本でもさまざまな学会からガイドラインが発表されていますが，引用文献の批評（critical appraisal）をしていなかったり，説教・演説・空念仏に終わっていたりすることが少なくないので要注意です．

注意

1 妥当性・信頼性の検証

- **ガイドライン作成者は過去1年以内に包括的な文献再吟味をしたか？**
  →最新の実証報告が反映されていなければ利用価値が薄れます．有効期限を定めているガイドラインもあります．
- **各勧告には，根拠となるエビデンスの水準が記載され引用文献も明記されているか？**
  →もしガイドラインがこの基準を満たさないなら，信憑性や利用意義はあまりないでしょう．

2 臨床的意義の評価

- **検査・治療の価値や結果に対する患者の考えはガイドラインと一致しているか？**
  →ガイドラインの押し付けは患者本位の医療に背理します．
- **疾患の頻度（有病率）や自分の患者での可能性（検査前確率）は低くないか？**
  →対象は目の前の個々の患者です．意向を組入れ，個別化を目指さなければなりません．また，治療効果に関しては，相対リスク低下だけでなく絶対リスク低下やNNT値も検証する必要があります．

- **ガイドラインに従うことによって労力や資源が浪費されないか？**
  →労力や資源が浪費されることによって，かえって臨床効果が減ることもあります．
- **ガイドラインに対する障壁（地理的条件・組織制度・慣習・法律・権威主義・行動様式）は高くないか？**
  →どんなにガイドラインの勧告内容が優れていても実現性がなければ意味がありません．特に斬新な内容であれば実施困難なことも少なくないでしょう．もし実現化や効率化に対する障壁がある場合は，それを取り除く方策も検討しなければなりません．患者個人だけでなく医療システム・組織も関与してきますので，単にガイドラインを実践するのではなく資源の再分配も検討する必要があるでしょう．

補足 ガイドラインの効用

臨床ガイドライン施行による患者の予後改善報告があります[1)]．

文　献

1）Grimshaw, J. M., et al. : Effect of clinical guidelines on medical practic. Lancet, 342 : 1317-1321, 1993

まとめ ガイドラインに盲従するのではなく，まずはその妥当性・信頼性・臨床的意義を検証する必要があります．また，ガイドラインはあくまでも指標です．

参考 ➔ 3

51 確率論は客観的な判断をするための補助道具です

Point 覚えるべきこと

- 臨床問題は確率論だけで必ずしもすべて解決しません
- 臨床統計学の活用によって客観的な判断根拠を設置できます

関連 Question Answerは本文に

- **ヒューマン・ファクターは確率で計算できるのですか？**
- **患者の意向など，数字で処理できない場合はどうするのですか？**
- **検査をするときには毎回，検査前確率（有病率）や検査後確率（的中度）を計算しなければならないのですか？**

臨床統計学を活用するEBMは，魔法の杖のようにあらゆる臨床問題を解決するものではありません．そもそも臨床判断の根拠は従来どおり臨床経験や理論に基づくのが大半でしょう．EBMは経験則や理論を否定したり，それに置き換わったりするものではありません．臨床統計学は臨床経験や理論では処理できないグレーゾーンでEBMが特に威力を発揮するのに役立ちます．

1 臨床統計学の意義

1）不確実性の対処

人間は生化学的な要因だけでなく，社会的・精神的要因などさまざまな要因の影響を受けます．いくら遺伝子診断が発展しても，それだけで臨床問題が片付くわけではありません．集団としては転帰の予測が可能でも，個人の臨床問題には常に不確実性が伴うのです．その不確実性を適当に取り扱ったり正面視しなかったりするのでは，一層不確実性が増え，危険も増します．臨床統計学の意義は，患者中心の医療において不確実性を正面から見据え，限界を認識したうえで予測的確率として客観的に対処していくことです．**不確実性に対し冷静に向きあい，メリットとデメリットの釣り合いのとれたところで現実的な決断をし，最終的には患者個人の意向を踏まえた協働判断を目指します．**

2）客観的判断根拠

臨床の現状：

- 有病率は疫学調査によって測定できますが，検査前確率は主治医の経験則が大きくものを言います
- 一般に検定では5％の有意水準（95％信頼区間）に基づいて有意性を判定します．しか

し，この５％という数字自体はコンセンサスに基づいたもので，医学的根拠はありません
・患者の意向や価値観を数値化して統計学的処理をすることもありますが，そもそも本当に数値化できるものなのかどうかも不明です

このような現実のなかで，方針決定の際に客観的判断根拠が求められます．すなわち，**主観と直観に基づく心許ない根拠ではなく，臨床統計学を活用した実証根拠という礎の上に医療のアートを展開することが重要となります．**これは臨床医としての経験や能力がなくてはできません．一方，臨床統計学の目的はコンピュータ的判断をすることではありません．確率という数字は臨床意義を付加して初めて意味をもちます．

2 臨床統計学に裏打ちされた臨床能力

大半の疾患についての検査・治療の決断は経験や理論で解決可能ですが，実はこの思考過程は臨床統計学を基盤としています．臨床経験のある医療者は無意識のうちに統計学処理を頭の中で行っているはずです．大半の場合は，経験があれば意識して確率を計算する必要があまりありません．しかし**経験則・病態生理学だけでは片付かない問題を解決する際には，大雑把であっても計算することによってより良い医療へと近づくのです．**

3 医学教育への活用

病歴・身体所見であれ，検査であれ，日本では体系だった問題解決型思考の「考える」教育がほとんどなされていないため，知識の詰め込みに終わっているのが現実です．そのため検査が濫用され，無駄どころか害・混乱すら生じがちです．さらに現在，社会から一層求められているのは，当然のことではありますが，情報においても患者–医療者関係でも風通しの良い医療です．医療の現状を見直し改善するためにも，臨床統計学（統計計算のための統計学ではありません）の教育が必須でしょう．

補足 ①日本の医療の見直し

従来の医療は医師の個人的な知識・経験則に依存し，検査の診断特性などの概念がほとんどありません．また，治療方針の決断は，治療効果の実証より信念に基づいている傾向があります．患者の意向もあまり組入れられていません[1)]．これからの社会では，不確実性に対しても客観的な根拠に基づいて個々の判断をすることが求められます[2)]．

②患者のリスクに応じたNNTの調整

一般に相対リスク低下（「値引き率」）は人種やリスクの高さを問わずほぼ普遍的なことが多いので，絶対リスク低下（「値引き額」）およびNNTは対照群の発症率（「定価」）によって決まります．対照群の発症率が文献患者の罹患率よりF倍高ければ，絶対リスク低下もF倍高くなり，NNTはF分の１になります．あくまで予測確率ですが，不確実な状況下では方針決定の道標になるでしょう．

文　献

1）佐伯晴子：患者が求める医療．治療，86（臨時増刊号）：66-69，2004
2）大生定義 ほか：臨床現場のよりよい判断と決断のために．治療，84（10）：2481-2641，2002

まとめ 臨床統計学は客観的判断のためのツールです．

参考 → 1，3，23，28，29，44

Column 12 ● 論文国際比較

日本では従来，臨床研究はあまり重視されてこなかったため，以下のような現状（2003年から2007年発行論文データ：文献）となっています．国を挙げての臨床研究の充実が喫緊でしょう．

- 主要雑誌掲載論文：基礎研究では米国・ドイツに次ぎ3位（上昇傾向），臨床研究では18位（下降傾向）．ちなみに中国は基礎研究で13位，臨床研究で15位（ともに上昇傾向）．
- 被引用数を用いた臨床論文の質では，日本は約15回で19位（国際平均約22回，中国は約24回で12位）．
- 国際化の指標となる国際連携指標では24位（中国は20位）．

（文献）

高島登志郎：臨床医学研究の現状と強化への取り組み．JPMA News Letter No. 128：pp28-29，2008

52 **リスク・因果**に関するエビデンスを読む際は，交絡因子・関連性・臨床的意義に着目します

Point 覚えるべきこと

- バイアス（ずれ）・偶然性（ぶれ）・臨床的意義を評価します
- 相関関係と因果関係を区別します

関連 Question Answerは本文に

- 因果関係はどう検証するのですか？

1 妥当性の評価：読む価値はあるでしょうか？

バイアス（ずれ）の検証をします．リスクファクターは必ずしも病因ではないため，因果関係の評価もします．

- **対象者：特徴が明記され背景因子の差は２群間で違いがなかったか？**
- **アウトカムの内容と基準：臨床転帰が客観的に評価されているか？**
- **フォローアップ：追跡期間は十分長く追跡率は高いか？**
- **因果関係の条件：**

○アウトカムより先にリスクファクターがあるか？（時間的前後関係）
○同一人物で原因と結果が発生しているか？
○量–反応関係があるか？
○投与・曝露中止および再開の研究で裏づけられているか？（再現性）
○他の研究結果との整合性はあるか？
○生物学的に意味をなすか？
○交絡因子がないか？

2 結果の評価：関連性の大きさは？

リスク比（コホート研究では相対リスク・ハザード比，患者–対照研究やメタアナリシスではオッズ比）や相関係数（寄与率）から影響の大きさを検討します．

3 信頼性の評価：結果は確実でしょうか？

偶然性（ぶれ）による信頼性（再現性・精度）の検証をします．

4 臨床的意義の評価：このエビデンスは使えるでしょうか？

臨床の場での有用性を評価します．

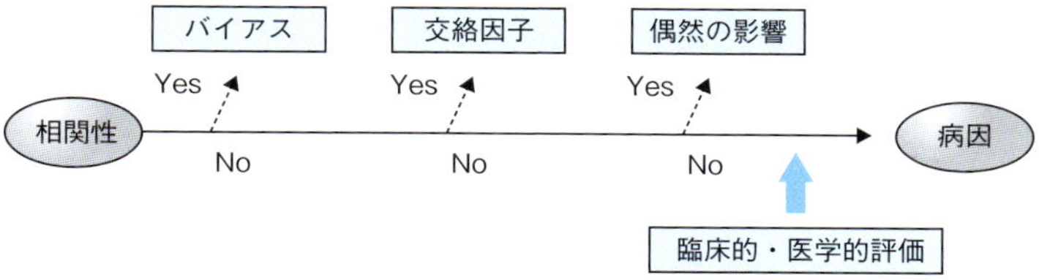

図●因果検証法の手順

・リスクの差や相関係数（寄与率）は大きいか？

・治療・予防効果はあるか？ 治療・予防に対する患者の意向は？

→このエビデンスによって患者に提供したり説明したりする診療内容が変わるか検討しましょう．リスクファクターを治しても予後改善につながるとは限りません．

以上の検証過程をまとめると図のようになります．

まとめ 妥当性・信頼性・臨床的意義を評価します．予後が改善するかどうかも確認しましょう．

参考 ➔ 37，53

Column 13 ●数値の意味合い

データは臨床的枠組み・文脈のなかで初めて意味をもちます．一見大きな違いでも同じ意味であったり，わずかな差でも大きな影響があったりします．

・五十歩百歩（ごじっぽ）：「孟子」梁恵王上の寓話からの故事成語で，比にして2倍，差は50歩もありますが，逃げたという意味では差がありません．

・Last straw：重荷に耐えていたラクダに藁を1本載せたところ崩れてしまったことから，「我慢の限界」，「とどめの一撃」という意味で使われます．ごくわずかな違いしかなくても意味合いが大きく左右されることが医療界でもあります．

53 相関係数とは2種のデータ間の関連性の強さを表す指標です

Point 覚えるべきこと

- 散布図上2種類のデータ間に直線関係に近い関係があるとき相関関係があると言います
- 相関関係にあるからといって，必ずしも直接の因果関係にあるとは限りません

関連 Question Answerは本文に

- **p値が0.05未満なら相関ありと判定していいのですか？**
- **回帰とは何ですか？**

1 相関と回帰

例えば喫煙量と肺癌有病率の関連性を調べるとき，両者の間に区別をつけずに対等に評価する見方を**相関**と言います．喫煙量をリスクファクターとし，肺癌をアウトカムとして一方的に評価する見方を**回帰**と言います（表）．

散布図上2種類のデータ間に直線関係に近い関係があるとき相関関係があると言います．その直線を回帰直線，直線の式を回帰方程式と言います（図1）．回帰直線の傾きが正（右上がり）なら正の相関，負（右下がり）なら負の相関と言います（図2）．

2 相関係数

相関係数rは両者の関連性の強さを表す指標で，r^2を**寄与率**と言います．相関係数は一般にPearsonの相関係数とも呼ばれ，Excelでも簡単に求めることができます（**図1**）．rは－1～＋1の値（r^2は0～1の値）をとり，0であれば相関がなく，－1～＋1に近づく（r^2が1に近づく）につれ関連性が高いことを意味します．相関性の強さは寄与率r^2で評価し，通常はr^2が0.5以上なら強い相関関係があると判断します．

3 因果関係

注意

相関関係にあっても，**必ずしも直接の因果関係にあるとは限りません．**

1）関連性

相関関係はあくまで関連性です．喫煙量と肺癌有病率が正の相関関係にあったとしても，喫煙量が多い結果肺癌発症が増えたのか，肺癌になった人が（例えば余命を楽しむために）喫煙をするようになったのか因果関係は不明です．

表●相関と回帰

相関	喫煙量 ⇔ 肺癌 （対等関係）
回帰	喫煙量（危険因子） → 肺癌（アウトカム）

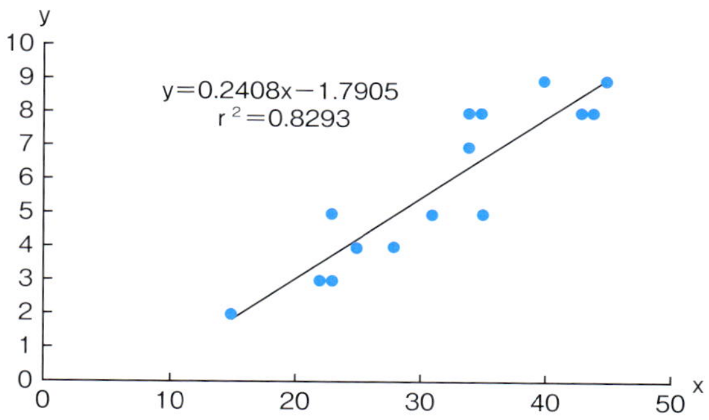

図1●データ散布図と回帰方程式・寄与率

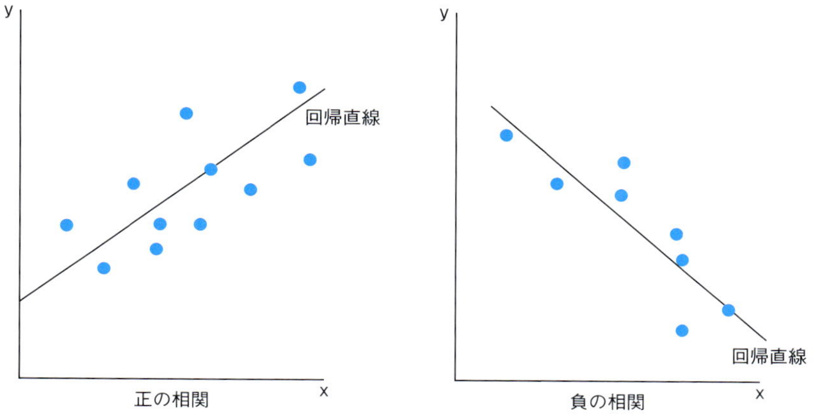

図2●散布図

2）交絡因子

喫煙率は高齢者で高いために肺癌の有病率も高まっている可能性もあります．表面下に隠れているこのような影武者的な因子（この例では加齢）や真因を交絡因子と言います．

4 検　定

検定によって相関係数rのp値や信頼区間が算出できます．しかし，これはあくまで相関係数そのものの信頼性（確実性・再現性）を表すのであり，相関の強さの指標ではありません．**相関の強さは寄与率r^2で表されます．**$p < 0.05$であっても$r = 0.1$（$r^2 = 0.01$）なら相関性は確実にほとんどありません．

また，相関関係は直線なのかを散布図上のデータ分布によって確認する必要があります．

5 重回帰分析

複数の因子間の関係を探求する解析を**多変量解析**と言います．多変量解析のうち，あるアウトカムに対して2つ以上の因子との相関を同時に1本の予測式で分析する場合を**重回帰分析**と言います．コンピュータ計算によってアウトカムと各因子の相関係数（重相関係数）が算出でき，さらに各係数の検定も可能です．交絡因子が存在するとき，その影響の評価をしたり，計算によって交絡因子を調整（標準化と言います）したりするのに役立ちます．

6 相関に関するエビデンスの読み方

1）妥当性の評価：読む価値はあるでしょうか？

バイアス（ずれ）の検証をします．

・患者：対象者の特徴が明記されているか？

・アウトカムの内容と基準：臨床アウトカムは客観的に評価されているか？

・フォローアップ：追跡期間は長く，完全か？

2）結果の評価：相関係数は？

相関係数だけでなく寄与率も評価します．相関の大きさの指標は寄与率であり，p 値ではありません．

3）信頼性の評価：結果は確実でしょうか？

偶然性（ぶれ）による信頼性（再現性・精度）の検証をします．p 値は相関の大きさの指標ではありません．

4）臨床的意義の評価：このエビデンスは使えるでしょうか？

臨床の場での有用性を評価します．

・相関係数（寄与率）は大きいか？

・治療・予防効果はあるか？

・治療・予防に対する患者の意向は？

補足

①ロジスティック回帰

死亡vs生存，男性vs女性のように0か1で置き換えられるデータについては，オッズを自然対数にして連続データに変換して回帰分析をします．これをロジスティック回帰と言います．本来オッズ比は患者－対照研究で用いるものですが，一般にオッズ比は標本数が多ければ相対リスクに近似するので，コホート研究でも代用します．

②トレンド解析

リスクファクターを数値の順位に応じてグループ化し，アウトカムとの相関を調べる分析法です．例えば喫煙量を4段階に分け，最少喫煙量群を基準として各群の肺癌有病率の量－反応関係を検定[1)]します．因果関係の立証に役立ちます．

③Spearmanの順位相関係数

Pearsonの相関係数はデータが正規分布であることを仮定しています．正規分布ではないデータの場合は各データに順位をつけ，その順位数で相関係数を算出します．これをSpearmanの順位相関係数と言います．

文　献

1）「やさしいエビデンスの読み方・使い方」（能登洋 著），南江堂，2010

まとめ 相関係数は２種のデータ間の関連性の指標で，必ずしも直接の因果関係は示しません．

参考 → 14，15，52

Column 14 傾向スコア（propensity score）

近年，インターネットを利用した調査回答方式が国内外で開発されてきています．韓国ではすでに導入されていますが回収率が低いのが問題のようです．日本では平成22年国勢調査で，東京都をモデル地域としてインターネットによる回答方式が採用されました（本著執筆時点では回収率不明）．インターネットの普及率と便利さの上では回収率向上が期待できそうですが，解析時には偏り（バイアス）に気をつけなければなりません．一般にインターネット使用機会が多いのは若年者なので，オンライン回答は若年者に偏る可能性が高くなり，そのまま分析すると高齢者からの回答が反映されにくくなってしまいます．

そこでまず，すべての回答者を一括してオンライン回答しやすい傾向（性別・年齢・収入・職業など）を解析します．この解析にはロジスティック回帰分析を使用し，オンライン回答傾向を０から１までの傾向スコアとしてはじき出します．そしてそのスコア（大きいほどインターネット回答者として出現しやすい）の逆数の重みをつけて回答を解析します．このようにして得られた結果はインターネット使用機会で調整されたものとなり，使用機会の多い人の回答も少ない人の回答もバランスのとれた分析結果となります．

最近では臨床観察研究でも比較時の調整法（処方されやすさをスコア化してマッチングさせるなど）として採用されることが増えており，より現実的な調整が期待されています．

54 検査の水準は，妥当性と信頼性という指標で評価します

Point 覚えるべきこと

- 妥当性（validity）：本当に目的とすることを測定しているのか？ ずれの誤差は？
- 信頼性（reliability）：同一検体をくり返し測定したとき同じ結果が得られるか？ ぶれの誤差は？

関連 Question Answerは本文に

- **同じ検査でもくり返すと結果がばらつくのはなぜですか？**

1 検査の種類

臨床検査には２種類あります．

１）連続値の測定

血圧や血清電解質濃度などを機器を使用して測定します．

２）診断の確定・除外

所見の有無や測定値の高低に基づく分類の頻度・割合を観測します．測定値はカットオフ値（基準値）に基づいて高低（異常正常）を分類します．

2 検査の測定性能と診断特性

検査として優れているかどうかは，妥当性と信頼性で評価します（図）．

１）妥当性

有効度とも呼ばれ，「本当に目的とすることを測定しているのか，どの程度的を射ているか？」という指標です．本来の値からのずれ，すなわちバイアスの指標です．

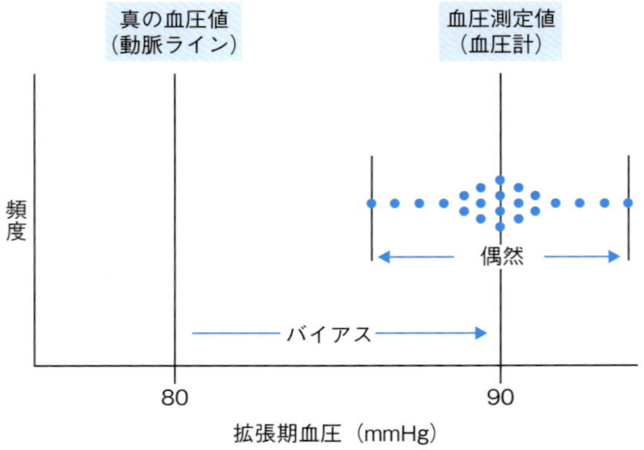

図 偶然とバイアスによる誤差
文献１を参考に作成．

表 検査結果の正誤表

		疾患		合計
		あり（本当の異常）	なし（本当の正常）	
検査結果	陽性	a（真陽性）	b（偽陽性：過剰診断）	a＋b
	陰性	c（偽陰性：見落とし）	d（真陰性）	c＋d
合計		a＋c	b＋d	a＋b＋c＋d

感度$=\frac{a}{a+c}$　特異度$=\frac{d}{b+d}$

◆表を縦に読みます

図の血圧測定の例では，動脈ライン（gold standard）が真の値ですが，血圧計による測定値は生理学的にずれ（バイアス）が生じます．上肢と下肢でも測定値は異なります．

また，診断特性では感度（見落としの少なさ）・特異度（過剰診断の少なさ）という誤診の指標などが該当します．

2）信頼性

再現性，精度とも呼ばれ，「同一検体をくり返し測定したとき同じ結果が得られるか？」という指標です．**偶然性の影響によるぶれ（random variation）**のほか，観察者間の判定一致性の指標です．血圧計の測定値はくり返すとぶれることが，経験上も統計理論上も知られています．

注意

①**測定性能**

妥当性：バイアス，真の値からのずれ．

信頼性：測定値のぶれ．変動係数として表記．

②**診断特性**

妥当性：gold standard を比較基準とした感度，特異度など（表）．

信頼性：信頼区間として表記．

補足 研究の内的妥当性（internal validity）と外的妥当性（external validity）

1）内的妥当性

観察対象者内で研究結果が真の値からどの程度ずれているかという指標で，研究上のバイアス検証によって評価します．EBM の STEP 3 では文献の批評（critical appraisal）として，研究の質の評価をします．

2）外的妥当性

研究結果の普遍性・一般性のことです．EBM の STEP 4 で評価します．

文　献

1）Clinical Epidemiology：The Essentials（Fletcher, R. H., et al.）, Lippincott Williams & Wilkins, Philadelphia, 1996

まとめ 優れた検査とは，妥当性と信頼性の高い検査です．

参考 → 24，25，26

55 高血圧は再測定すると低くなってくることがよくあるのは，**平均値への回帰**という統計学的要因のためです

Point 覚えるべきこと

- 平均値への回帰は，血圧測定に限らず，測定上の要因や生物学的要因とは無関係に発生します
- 異常値をみたら種々の変動の要因も念頭におきます

関連 Question Answerは本文に

- **信頼区間の推定や検定はどうして必要なのですか？**

1 観測値の変動

血圧は３回測定して平均をとるのが本来の測定法です．さまざまな要因の影響による測定結果のばらつき・変動が大きいからで，血圧測定に限ったことではありません（表）．高血圧患者の血圧を測定する際によく経験することですが，２度目３度目の測定値がだんだん下がってくることがあります．確かに血圧は緊張などの精神状態によって上昇することがあるので，再測定時には落ち着いて血圧も下がってくる可能性もあります．しかしこの現象は，偶然性の影響に基づく「**平均値への回帰**（regression to the mean）」と言われる統計学上の理由にもよるのであり，測定上の要因や生物学的要因とは無関係に発生します．

2 ランダム変動と平均値への回帰

本来は血圧が正常上限であっても，偶然性の影響によるぶれ（**ランダム変動**，random variation）の結果，たまたま血圧が高く出てしまうことが起こりえます．そのような人たちの血圧は再測定時には分布曲線の形状上，本来の正常値と観測される可能性が高いので再測定時には血圧が下がり，再測定分布曲線が初期測定の中心（平均値）に近寄っていきます（図）．この現象を**平均値への回帰**と言います．別の例では，10人がサイコロを１回ずつ振ったとします．出た目の期待値（平均値）はご存じのように3.5です，次に10人の中で出た

表 観測値の変動の要因

測定上の要因
・検査測定条件の変化 ・測定者の変化
生物学的要因
・時間や精神状態の変化
統計学的要因
・ランダム変動（偶然性の影響）

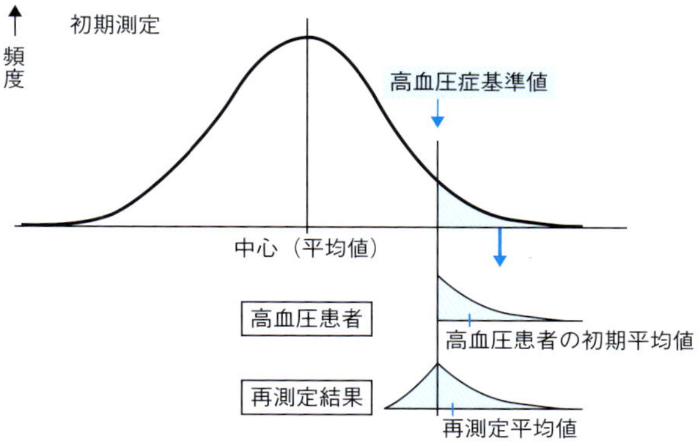

図●平均値への回帰
文献1を参考に作成.

目が4以上の人達にもう一度サイコロを振ってもらいます．すると同一人物でありながら平均値は1回目の5.0から3.5に下がってきます．

本当に血圧が高い場合でも再測定時に偶然の影響で若干下がることがあるかもしれませんが，血圧が高ければ高いほどこのような現象は起きにくくなります．検査結果で軽度～中等度の異常値が出た場合，むやみに精密検査に行う前に，臨床状態に照らし合わせて再検査にて確認する心構えが重要です．

文　献

1）Clinical Epidemiology：The Essentials. (Fletcher, R. H., et al.)，Lippincott Williams & Wilkins, Philadelphia, 1996

まとめ 観測値はランダム変動（偶然性の影響）という統計学的要因で変動します．

参考 → 9，21，54

56 感度・特異度から検査前確率（有病率）に基づいて2×2表を作成し，検査後確率（的中度）を算出します

Point 覚えるべきこと

- 自分で2×2表を作成して検査後確率を計算すると理解が深まり，臨床現場での検査の価値も体得できるようになります
- 検査後確率（的中度）は検査前確率（有病率）と尤度比で決まります

関連 Question Answerは本文に

- **感度・特異度と尤度比はどう使い分けるのですか？**

運動負荷心電図検査の診断特性[1)]を例に実践してみましょう．

$$\text{感度} = \frac{a}{a+c} = 61\,\%,\quad \text{特異度} = \frac{d}{b+d} = 70\,\%$$

1 検査前確率（有病率）2％の場合

30歳女性が胸痛を訴えて来院しました．病歴，身体所見，疫学データから，冠動脈疾患の可能性（検査前確率・有病率）は2％と見積もられました．同様の対象者1,000人に運動負荷心電図を行うと結果は表1のようになります．

何も考えずにこのような患者に検査をすると過剰診断（偽陽性b）が増えて的中度が下がるだけで，陽性（異常）の結果が出ても真の冠動脈疾患の可能性は微々たるもの（4％）です．このような場合，多くの検査は無意味であるばかりか，患者への危険・侵襲および医療費が増えるだけです．

2 検査前確率（有病率）75％の場合

一方，医療面接と診察から臨床的に冠動脈疾患の可能性が高い1,000人に検査をするとどうでしょうか．個々の症例で検査前確率（有病率）をどう見積もるかは，プロとしての臨床医の力量にかかっていますが，ここでは75％とします（表2）．

検査後確率（的中度）は86％となり，運動負荷試験結果が陽性と出れば冠動脈疾患の確率（可能性）はより高まるので，次の検査・治療へと駒を進めます．

このように，**同じ感度・特異度でも検査前確率（有病率）が異なると陽性結果（検査後確率・的中度）の意義が大きく異なってくるのです**（表3）．臨床診断では，所見を追加しながら検査前確率（有病率）を高めて検査後確率（的中度）の見積りも高めることが本質的です．

表1 検査前確率（有病率）2％の場合

		冠動脈疾患		合計
		あり	なし	
運動負荷心電図	陽性	a 12	b 294	a＋b 306
	陰性	c 8	d 686	c＋d 694
合計		a＋c 20	b＋d 980	a＋b＋c＋d 1,000

検査前確率（有病率）$\frac{a+c}{a+b+c+d}$ ＝0.02 なので a＋c＝1,000×0.02＝20

感度 $\frac{a}{a+c}$ ＝0.61 なので a＝12　特異度 $\frac{d}{b+d}$ ＝0.70 なので d＝686, b＝980－686＝294

検査後確率（的中度）$\frac{a}{a+b}$ ＝12/306＝0.04

◆表を横に読みます

表2 検査前確率（有病率）75％の場合

		冠動脈疾患		合計
		あり	なし	
運動負荷心電図	陽性	a 458	b 75	a＋b 533
	陰性	c 292	d 175	c＋d 467
合計		a＋c 750	b＋d 250	a＋b＋c＋d 1,000

検査前確率（有病率）$\frac{a+c}{a+b+c+d}$ ＝0.75 なので a＋c＝1,000×0.75＝750

感度 $\frac{a}{a+c}$ ＝0.61 なので a＝458　特異度 $\frac{d}{b+d}$ ＝0.70 なので d＝175, b＝250－175＝75

検査後確率（的中度）$\frac{a}{a+b}$ ＝458/533＝0.86

◆表を横に読みます

表3 検査前確率（有病率）と検査後確率（的中度）（感度61％，特異度70％の場合）

検査前確率（有病率）（％）	検査後確率（的中度）（％）
0.1	0.2
1	2
2	4
5	10
10	18
25	40
50	67
75	86
90	95
95	98
99	99

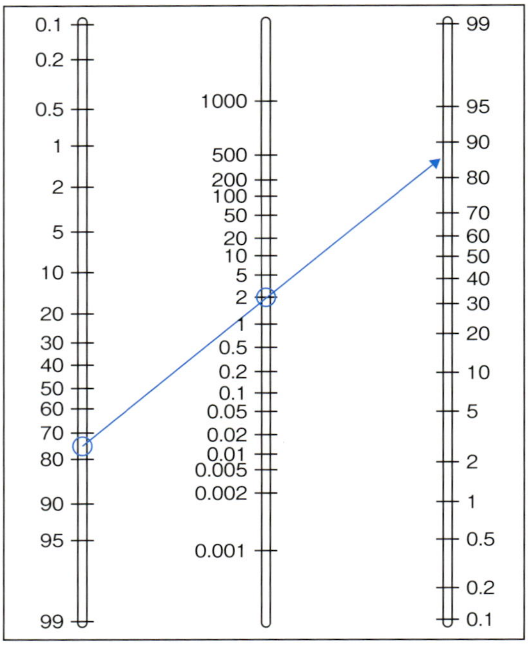

図1 ●検査前確率（有病率）・尤度比・検査後確率（的中度）のノモグラム

検査前確率（有病率）75％，尤度比2.03の場合．

3 尤度比を使う場合

ところで尤度比を使うとどうでしょうか．

$$\text{尤度比} = \frac{\text{感度}}{1 - \text{特異度}} = \frac{0.61}{1 - 0.70} = 2.03$$

ノモグラムで検査前確率（有病率）と尤度比を線で結んで延長すれば検査後確率（的中度）が求まります（図1）．**検査後確率（的中度）を高めるには検査前確率（有病率）と尤度比を高くすればいい**ことが一目瞭然です．計算の必要がなく，2点を直線で結ぶだけなので簡便です．この点で尤度比は感度・特異度より実用性が高いと言えるでしょう．

【検査後確率（的中度）の高め方】

・医療面接・診察で検査前確率（有病率）を高める
・尤度比の高い検査を選択する
→ 検査後確率（的中度）が高まる

4 SpPin と SnNout

臨床的実用性の点では尤度比の方が感度・特異度より便利ですが，感度・特異度もかなり高値であれば裏技として活用できます．

SpPinとは特異度（Specificity）がかなり高い場合（すなわち陽性尤度比がかなり高値），症状・身体所見・検査の結果が陽性（Positive）であれば診断を確定（rule-in）できるとい

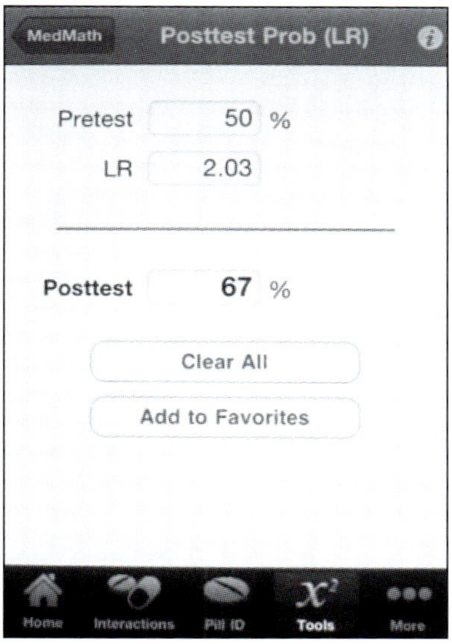

図2 スマートフォンの活用
(MedMath for iPhone)

うことです．例えば頸動脈狭窄診断における頸動脈雑音の特異度は98％なので，頸動脈雑音を聴取すれば診断がほぼ確定します．

SnNoutとは感度（**S**ensitivity）がかなり高い場合（すなわち陰性尤度比がかなり低値），症状・身体所見・検査の結果が陰性（**N**egative）であれば診断を除外（rule-**out**）できるということです．例えば胸水貯留の診断における打診の感度は96％なので，打診所見に異常がなければ胸水貯留をほぼ除外できます．

また，SpPin・SnNoutはスクリーニング検査を選択するときにも役に立ちます．

補足 スマートフォン・PDA（携帯小型コンピュータ）の活用

医療統計ソフト（MedMath，MedCalcなど）を使えば，検査前確率（有病率）と感度・特異度または尤度比を入力することによって，検査後確率（的中度）が瞬時に求められます（図2）．

文　献

1）Kwok, Y., et al.：Meta-analysis of exercise testing to detect coronary artery disease in women. American Journal of Cardiology, 83：660-666, 1999

まとめ 検査前確率（有病率）と感度・特異度・尤度比から検査後確率（的中度）を計算します．

参考 ⇒ 24，25，27，28，29，30

難易度 ★☆☆

57 症状や身体所見にも感度・特異度があります

Point 覚えるべきこと
- 医療面接や診察も立派な「検査」です
- 症状や身体所見に基づいて検査前確率（有病率）を高めます

関連 Question Answerは本文に
- 信頼区間の推定や検定はどうして必要なのですか？

1 問題解決型思考

臨床診断は患者の主訴に始まり，病歴，身体所見のステップを順次踏むことで鑑別診断を狭め（除外診断），最後に特異度の高い検査で診断を絞り込みます．この臨床的過程を踏むことで，見落としが減ったり治療優先度が明確になったりします．換言すると，**患者情報（主訴，病歴，身体所見）をまず評価して診断仮説の検査前確率（有病率）を高め，それから検査を選択・実施し，検査後確率（的中度）を評価して診断を確定する**というプロセスです（図）．ですから病歴聴取や診察は漫然と行うのではなく，たえず鑑別診断を念頭におきながら進めるべきものなのです[1〜3]．そうすれば重点をおいて聞き出す病歴上のポイントや診察するべき身体所見も明確になるでしょう（表）．

主訴 → 病歴 → 身体所見 → 検査 → 診断

図● 臨床診断の手順

表● 身体所見の感度・特異度[2]

疾　患	身体所見	gold standard	感　度（%）	特異度（%）
頸動脈狭窄	頸動脈雑音	ドップラー超音波	36	98
甲状腺腫	触　知	剖検，超音波	70	82
胸　水	打　診	レントゲン	96	100
左心不全	浮　腫	左室拡張期圧	9	97
腹　水	波動触知	超音波	62	90
腹部大動脈瘤	触　知	超音波	28	97

2 検査優先では

日本の診断学教育では医療面接や診察は形骸化し，ただちに検査に（臨床的診断価値も検討せずに）飛びついて異常検査値をピックアップしているのが現状です．しかしこの手順では検査前確率（有病率）が低いので，過剰診断（偽陽性）ばかり増加してしまい検査の有効度が低下します．臨床像を把握できずに，医師も混乱し誤診が増えてしまうでしょう．また，絶対確定的な検査はないので，結果として無駄な検査が増えてしまいます．医療面接や診察は鑑別診断を常に念頭において進めましょう．**漫然と検査をするのではなく，検査の前に考えて目標を明確にする必要があります．**

注意

補足

①臨床所見も検査

症状，身体所見などの臨床所見も感度，特異度，尤度比を備えた立派な「検査」です．臨床所見で鑑別診断の確率を大きく変化させることが可能なので，おおかたの疾患は医療面接と診察だけで診断可能です．診断をつけるということは，検査前確率（有病率）から始まってさまざまな情報を基に疾患確率を高めることです[4)]．

②The Rational Clinical Examinationシリーズ

医学誌『JAMA（Journal of American Medical Association）』に連載されているこのシリーズでは，症状・病歴・身体所見に関する検査の診断特性とその使い方が具体的に解説されています．

③患者本位の医学教育

医療面接・診察を重視することは，対話を通した患者本位の医療の基本姿勢です．検査偏重が医療を歪めていることを認識し，患者に説明をすることの教育が今の日本の課題です[5)]．2004年の厚生労働白書によると，医療機関や医療従事者に対して患者が不安と感じるのは「医療従事者と十分なコミュニケーションがとれないとき」が最も多くなっています．

文　献

1）黒川清：身体診察法の感度と特異度．日本内科学会雑誌，89（12）：1-3，2000
2）福井次矢 ほか：ハイテク医療のなかでの身体診察．日本内科学会雑誌，86（12）：83-102，1997
3）武田裕子：「考えて行う」医療面接・身体診察．Medicina，37：1414-1417，2000
4）McAlister, F. A., et al. : Why we need large, simple studies of the clinical examination : the problem and a proposed solution. CARE-COAD1 group. Clinical Assessment of the Reliability of the Examination-Chronic Obstructive Airways Disease Group. Lancet, 354 : 1721-1724, 1999
5）後藤英司 ほか：なぜ医師は患者の話を聞かないのか？医学界新聞，2557：2-4，2004

まとめ 症状や身体所見も臨床検査です．医療面接・診察は鑑別診断を念頭において進めましょう．

参考 ⇒ 25，56，58，付録【4】

58 検査と治療の優先順位は，疾患の検査前確率（有病率）や緊急性によって決定されます

Point 覚えるべきこと

- 検査を行う前に，検査結果によって診断の確実性や治療方針が変わるか検討することが重要です
- 検査結果によって治療方針がどう変わるかも患者に説明します

関連 Question　Answerは本文に

- どの段階まで検査を追加するのですか？
- 治療閾値とは何ですか？

1 検査と治療の優先順位

　診断とは病歴・身体所見・検査によって順次鑑別診断を狭め，第一疾患の確率を高めていく過程です．この過程を経てこそ，正確で臨床的に適切な結論に達することができます．

　検査をするか，それともまず治療をするかは，疾患の検査前確率（有病率）や緊急性によります[1]．検査前確率（有病率）が低く，検査によって検査後確率（的中度）が高まる確率も低ければ，検査も治療も行う必要性は少ないでしょう．一方，検査前確率（有病率）が高ければ，検査をしても検査後確率（的中度）はあまり高まらないので，治療に踏み切ります．その間のグレーゾーンでは，有効な検査によって検査後確率（的中度）を高めてから治療に入ります（表1）．この場合，診断のプロセスのなかで，疾患確率が治療閾値を超えた時点で治療を開始します．治療閾値は，検査前確率（有病率）と治療から得られる便益によって決定され，医師の経験や患者個人の意向によって左右されます[2]．

表1 ● 臨床方針決定基準

疾患確率	0　　　　　25	65	100％
検査	不要	実行・追加	不要
治療	不要（経過観察）	検査結果次第	治療開始

閾値は大雑把な数値です．

表2 ● 臨床方針決定過程

1. 疾患の特性（重症度・緊急度・予後）評価
2. 検査前確率（有病率）算定
3. 治療閾値の見積もり
4. 検査を行う意味を検討（検査後確率・的中度が高まる可能性があるか）
5. 検査後確率（的中度）の算定
6. 治療法の効用・害・費用の評価

いずれにせよ，**検査を行う前に，検査結果によって診断の確実性や治療方針が変わるか検討することが重要**です（表２）．もちろん緊急性の高い疾患は，まず治療を優先する必要があることは言うまでもありません．

2 検査の適用性と適用価値の評価

- **検査は自分の施設において入手利用可能で正確か？**

  →もし不可能なら他施設へ紹介依頼するのか，別の検査にするのかを検討します．

- **現場の検査前確率（有病率）から自分の患者での結果が見積もれるか？**

  →研究対象の患者と自分の患者の検査前確率（有病率）を比較検討します．診断特性の優れた検査であっても検査前確率（有病率）が低いと，過剰診断（偽陽性）が増加して検査後確率（的中度）が低下します．**自分の患者の検査前確率（有病率）を見積もり，２×２表やノモグラムで予測評価しましょう．**

- **検査結果によって患者の治療方針が変わり患者に有益となるか？**

  注意 →検査後確率（的中度）とその疾患を治療すべき疾患確率（治療閾値）を比較して，検査の意味があるかどうかを決めます．検査後確率（的中度）が治療閾値を超える可能性がある場合は，その検査を施行する意味があります．ただし，治療法の有効性が証明されていなければなりません．注意 治療対象は検査値ではなく患者です．もし診断の確実性や治療方針が変わらないような検査なら誤診，費用，害が増えるばかりなので，そのような検査は行うべきではありません．検査選択時には結果によって方針がどう変わる可能性があるかも患者に説明するべきです．

- **検査方針に対する患者の意向は？**

  →侵襲的な検査でなくても検査を患者に押し付けてはいけません．

補足 検査の限界

現実の臨床医療では，医学的に症状の説明がつかないことも少なくありません．このような場合は，どんな検査をしても診断につながらないことになります．

文　献

1）「Clinical Problem Solving Collection」（黒川清 ほか 監訳），pp163-168，南江堂，1999（原文はNew England Journal of Medicine. 333：1208-1212, 1995）
2）大生定義 ほか：臨床現場のよりよい判断と決断のために．治療，84（10）：2540-2546，2002

まとめ 一般の疾患では延々と検査をするのではなく，疾患確率が高まった段階で治療を開始します．

参考 → 56，57

59 診断に関するエビデンスを読む際は，gold standardとの比較や感度・特異度・尤度比に着目します

Point 覚えるべきこと

- バイアス（ずれ）・偶然性（ぶれ）・臨床的意義を検討します
- 2×2表を作成します

関連 Question Answerは本文に

- gold standardとは何ですか？

1 妥当性の評価：読む価値はあるでしょうか？

バイアス（ずれ）の検証をします．

- **診断基準：診断のgold standardと客観的に比較されているか？**

  →gold standardとは最終診断をつける検査のことで，一般に侵襲的で高価な検査です．このgold standardとの比較がないと絶対的な評価ができません．さらに，診断を知らない評価者が客観的に判断しないとバイアスが入り込み，正しい評価ができなくなってしまいます．

- **患者：典型的な患者が対象となっているか？**

  →医学的妥当性の検証をします．

- **一般性：他の患者群でも妥当性が確認されたか？**

  →医学という科学の本質である普遍性の検証をします．

2 結果の評価：正確度は？

- **感度・特異度・尤度比は？**

  →見落としの少なさ（感度）と過剰診断の少なさ（特異度）を評価します．両者が最適になるようなカットオフ値であるかも検証しましょう．また，自分で2×2表を作成する習慣をつけましょう．

運動負荷心電図の例（表）では下記のようになります．

$$感度=\frac{a}{a+c}=\frac{61}{61+39}=61.0\,\%$$ …10人の患者のうち約4人が見落とされる．

$$特異度=\frac{d}{b+d}=\frac{70}{30+70}=70.0\,\%$$ …10人の健常者のうち3人が過剰診断される．

表 検査結果

		冠動脈疾患		合計
		あり	なし	
運動負荷心電図	陽性	a　61	b　30	a＋b　91
	陰性	c　39	d　70	c＋d　109
合計		a＋c　100	b＋d　100	a＋b＋c＋d　200

感度＝ $\frac{a}{a+c}$　特異度＝ $\frac{d}{b+d}$

陽性尤度比＝ $\frac{感度}{1-特異度}$

陰性尤度比＝ $\frac{1-特異度}{感度}$

◆感度と特異度は表を縦に読みます

陽性尤度比＝ $\frac{感度}{1-特異度} = \frac{0.61}{1-0.70}$ ＝2.03…患者では健常者より結果が陽性になる確率が約2倍高い．

陰性尤度比＝ $\frac{1-感度}{特異度} = \frac{1-0.61}{0.70}$ ＝0.56…患者では健常者より結果が陰性になる確率が約半分である．

3 信頼性の評価：結果は確実でしょうか？

偶然性（ぶれ）による信頼性（再現性・精度）の検証をします．

・95％信頼区間は？

→診断特性の信頼性には p 値は通常は用いられません．

4 臨床的意義の評価：このエビデンスは使えるでしょうか？

臨床の場での有用性を評価します（**実践編60**も参照）．予後を改善しないような検査はやめましょう．

・患者層は似ているか？ 有病率が見積もれるか？

・入手・実行可能で正確か？

・治療方針が変わるか？ 予後が改善されるか？

・患者の意向は？ 早期診断後，治療に意欲的か？

・他の診断法や対象者と比較して利益と害はどうか？

・目標疾患の頻度・重篤度は検査の尽力・費用に見合うか？

まとめ 妥当性・信頼性・臨床的意義を検証します．検査偏重を見直し，患者主体の医療を目指しましょう．

参考 ➔ **25，27，37，60**

60 スクリーニングに関するエビデンスを読む際は，検査自体の診断特性と臨床的意義に着目します

Point 覚えるべきこと

- 良いスクリーニング検査かどうかは，検査の正確度と臨床的有益性によって決まります
- 受診率や診断後の受療率も検討します

関連Question Answerは本文に

- **スクリーニング検査を選択する際の注意点は？**

1 スクリーニング検査の特徴

検査とは元来，正常なものは正常として，異常なものは異常として結果が出るのが好ましいのですが，スクリーニング（ふるい分け）検査は現実にはどうしても簡単で受診者に苦痛を与えない安い検査で済まさなければなりません．また，個々の受診者のリスクも詳細には評価されません．そのため異常を見落としたり（偽陰性），正常を異常と過剰診断（偽陽性）したりすることもある程度は避けられません．

しかし過剰診断にはその後の侵襲的検査や過剰治療による害の危険性もあります．「万が一の場合を考えて」や「念のため」や「一応」という枕詞は受診者への殺し文句で検査至上主義の世界では理にかなってはいるかもしれません．しかし臨床的有益性だけでなく見落としの可能性は避けられないことや，過剰診断に伴う危険性のために恩恵を受ける人より害を被る人のほうが多い場合もあることを説明しなければ，無意味・無責任な検査になり受診者からの信頼感を失ってしまいます．

スクリーニング検査・検診が臨床的に意味があるかどうかは次の点で評価します．

2 妥当性の評価：読む価値はあるでしょうか？

研究方法・デザインについて，バイアス（ずれ）の検証をします（**実践編59**参照）．

- **診断基準：診断のgold standardと客観的に比較されているか？**
- **患者：典型的な患者が対象となっているか？**
- **一般性：他の患者群でも妥当性が確認されたか？**

3 結果の評価：正確度は？

感度・特異度を指標に見落とし（偽陰性）・過剰診断（偽陽性）がどの程度あるかを見積もります．感度が低いと偽陰性（見落とし）が増加し，特異度が低いと偽陽性（過剰診断）

が増加してしまいます．疾患の臨床的意義を念頭において，検査の妥当性・信頼性を検討します．

注意 ただし，どんなに偽陰性や偽陽性が少ない検査であっても，検査結果によって予後や治療方針が変わらないのであれば，臨床的有益性はないばかりか不要な追加検査やコスト増加を招くばかりです．ましては「念のため」とか「一応」という理由で検査をすることは正当化されません．数多く検査を施行すればその分だけ不必要検査や間違った検査などの人為的ミスが増えることにも気をつけましょう．

疾患の早期発見・早期治療という発想は理にかなっていますが，日本の癌検診や脳ドックで行われている検査の多くは，予後改善の点でまだ有益性が実証されておらず，健診による受診者への便益と害の評価の重要性が再認識されています[1]．

4 臨床的意義の評価：このエビデンスは使えるでしょうか？

良いスクリーニング検査かどうかは，検査の水準だけでなく臨床的意義と実用性で決まります．予後を改善しないような検査はやめましょう．

- **患者層は似ているか？ 有病率が見積もれるか？**
- **入手・実行可能で正確か？**
- **治療方針が変わるか？ 予後が改善されるか？**

  →便益と害を秤にかけて評価します．治療方針・予後が変わらないような検査は無駄であるばかりか患者への肉体的負担や精神的苦痛（余計な不安や恐怖心，ラベリング効果）という害を与えるだけです[2]．
- **患者の意向は？ 早期診断後，治療に意欲的か？**

  →どんなに正確で安全な検査であっても，受診率が低かったり診断された患者のその後の受療率が低かったりしたら，検診としての意義は薄れ，単なる絵に描いた餅です．
- **他の診断法や対象者と比較して利益と害はどうか？**
- **目標疾患の頻度・重篤度は検査の尽力・費用に見合うか？**

  →できるだけ安価で簡単な検査が理想的です．ただし，あまりにも稀な疾患や重症度が低いような疾患であればスクリーニングとしての検査価値は少ないでしょう．偽陽性の増加による的中度の低下に注目しなければなりません．

補足 **①新しい検査**

内容・方式のうえで新しい検査が登場すると，いかにも優れた検査のように思えて濫用される傾向があります．しかし新しい検査にとびつく前に，結果をどう解釈するのか（妥当性は確立しているのか），治療方針が変わるのか，予後は改善するのか，コストと便益の釣り合いはどうか，という点をまず考えることが重要です．

②ラベリング効果

早期診断がついても予後改善につながらないのであれば，余計な濡れ衣を着せられて精神的苦痛や社会的不利益を被る危険性が増えます．予後改善につながらない診断によって本来なら不要な不安や恐怖心が増えたり社会的不利益が生じたりQOLが低下したりすることをラベリング効果と言います．検査後の診療方針まで検討・評価してから検査をする必要があります．

文　献

1）Tsubono, Y. & Hisamichi, S.：A halt to neuroblastoma screening in Japan. N Engl J Med, 350：2010-2011, 2004
2）U. S. Preventive Services Task Force：Screening for coronary heart disease：recommendation statement. Ann Intern Med, 140（7）：569-572, 2004

まとめ 妥当性・信頼性・臨床的意義・実用性を検証します．予後を改善しないような検査はやめましょう．

参考 → 26，30，37，59

Column 15 ● 平均寿命

ある年齢の人たちが「将来」平均あと何年生きるかという「予測」が平均余命（life expectancy）です．平均余命は生命表に基づいて「推定」されます．特に0歳児の平均余命を平均寿命（life span）と言います．「現在」国民が平均何歳で死んでいるかというのは「平均死亡年齢」です．平均寿命は小児の死亡率によって大きく左右され，日本人の平均寿命が急速に伸びてきているのはこの小児死亡率が大きく低下してきているからです．一方，老年者の平均余命や平均死亡年齢は，保健衛生上相関性は若干あるかもしれませんが，実際上は平均寿命とは無関係です．日本人の平均寿命は近年世界一ですが，老年者の平均余命はそうではありません（文献）．

なお，現在日本で問題となっているのは，特に老年化指数（老年人口÷年少人口×100）の「急速増加」です．

（文献）

Manton, K. G. & Vaupel, J. W.：Survival after the age of 80 in the United States, Sweden, France, England, and Japan. N Engl J Med, 333（18）：1232-1235, 1995

61 治療効果の評価には，相対リスク低下・絶対リスク低下・発症率を用いるのがベストです

Point 覚えるべきこと

- 相対リスク低下（relative risk reduction：RRR）だけでは治療効果を過大評価しがちです
- 絶対リスク低下（absolute risk reduction：ARR），NNT（number needed to treat，治療必要数）は，絶対的な効果指標として過大評価を避けるのに役立ちます
- 発症率（イベント発生率）もあわせて評価します

関連 Question Answerは本文に

- 相対リスク低下・絶対リスク低下・NNTはどう使い分けたらいいのですか？
- 治療の有効性を判断するときの注意は？
- 相対リスク低下と絶対リスク低下の違いは何ですか？
- NNTとは何ですか？
- NNTは何人程度が好ましいのですか？

統計学的に差があっても臨床的にどの程度差があるのかは，相対的な発症率の減少（相対リスク低下）だけでなく，絶対的な差（絶対リスク低下）も評価しなければなりません．商品に例えれば，定価が対照群の発症率，値引き率が相対リスク低下，値引き額が絶対リスク低下に該当します．

1 相対リスク低下

同じ値引き率でも値引き額は定価によります．ある治療によって発症率が100％から50％に低下しても，10％から5％に低下しても，相対リスク低下はともに50％です（図1）．しかし，同じ相対リスク低下値でも絶対リスク低下は前者では50％（NNT 2人）に対し，後者は5％（NNT 20人）です．しかも後者の場合は90％の人は実薬を飲まなくても（無治療でも）発症しないのです．

注意 相対リスク低下は薬効そのものの評価には優れていますが，相対リスク低下値だけでは治療効果を過大評価しがちで客観的な臨床判断がしにくくなるので，論文（特に要約部）を読む際には要注意です．

2 絶対リスク低下，NNT

一方，絶対リスク低下およびその逆数のNNTは，絶対的な効果指標として過大評価を避けるのに役立ちます．治療必要数（NNT）は絶対リスク低下の逆数で，1人の発症を減ら

```
相対リスク低下  50%      50%
絶対リスク低下  50%       5%
NNT            2人      20人
```

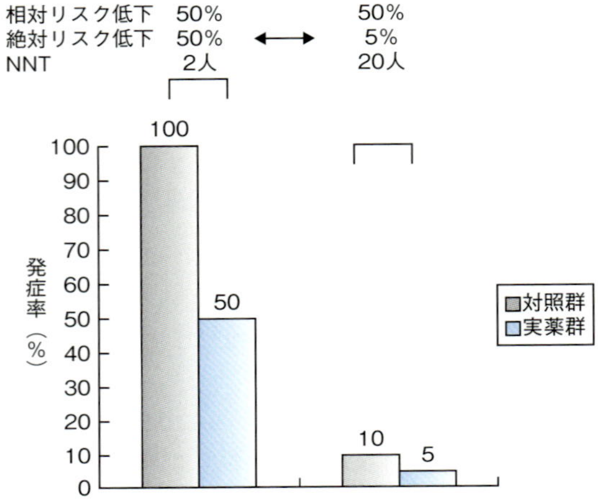

図1 ● 同じ相対リスク低下での発症率
同じ相対リスク低下でも対照群の発症率によって絶対リスク低下は違います．

すために必要な治療患者数を意味します．絶対リスク低下は大きいほど，NNTは小さいほど治療効果が大きくなります．絶対リスク低下は対照群の発症率に比例します．実際の患者のリスクが文献の患者のリスクのF倍と見込まれるときは絶対リスク低下もF倍して評価します．一般にNNTが1〜2桁であれば治療効果・価値があると考えられます．確かにNNTが100人では，100人に薬を処方して初めて1人の発症が減るわけですから，一見したところ効果は小さくみえるかもしれません．しかし，この数値の意味は患者の価値観によっても変わります．一方，全国レベルで考えると，例えば脂質異常症のように患者数が数百万人いるような疾患では投薬によって数万人の心筋梗塞が予防できることになるので意義は小さくはないでしょう．社会的影響が大きい伝染病についても同様です．

　ここで注意すべき点ですが，絶対リスク低下，NNTにもピットフォールがあります．それは，対照群の発症率（無治療の場合の罹患率など）を誤解（過大視）してしまう危険性が伴うことです．絶対リスク低下1％（NNT 100人）の場合，100人治療すれば1人分の発症が減るわけですが，これは**無治療では100人罹患するという意味では必ずしもありません**（図2）．

　ある新薬によって脳卒中の年間リスクが100％から99％に減っても，5％から4％に減ってもNNTは100人です．前者では全員罹患するところが1人救われるので臨床的意義は大きいと考えられます．一方後者では無治療でも96％の人は脳卒中にならないわけですから，前者よりは臨床的意義は小さいでしょう．

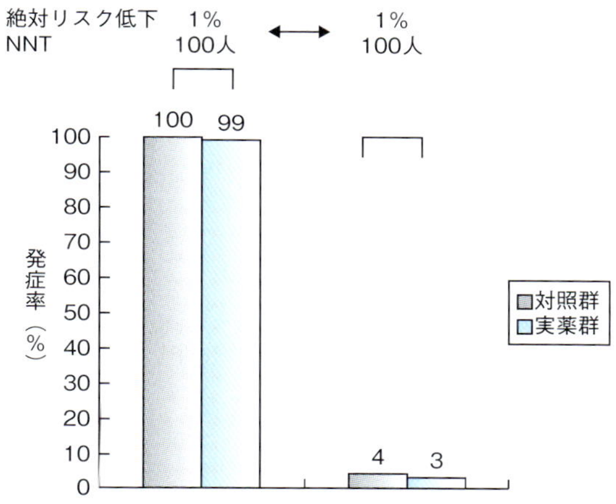

図2 同じ絶対リスク低下，NNTでの発症率
同じ絶対リスク低下，NNTでも対照群の発症率はさまざまです．

補足 ①イラストを用いた説明法

グラフや表は簡明ですが，患者の中には苦手な人もいます．そこで，下記のようなイラストを用いて説明すると誰にでも理解が深まります．

例：「薬を飲まないと5年間で100人中2人が心筋梗塞や脳卒中を起こします☹．薬を飲めばそのうちの1人が救われます☺．薬を飲んでも飲まなくても98人は心筋梗塞や脳卒中を起こしません☺．」

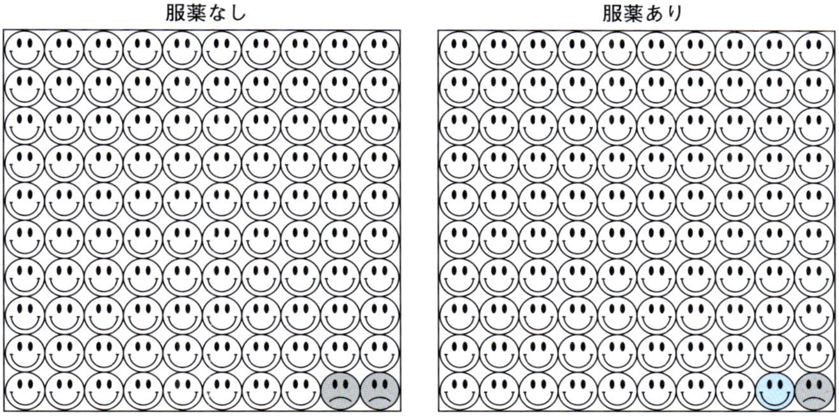

②NNTの簡単な求め方

NNTは絶対リスク低下の逆数ですが，絶対リスク低下を計算しなくても，対照群の発症率と相対リスク低下から簡単な計算やノモグラムで求めることができます．

1）計算法

NNT＝1/絶対リスク低下＝1/(対照群の発症率×相対リスク低下)

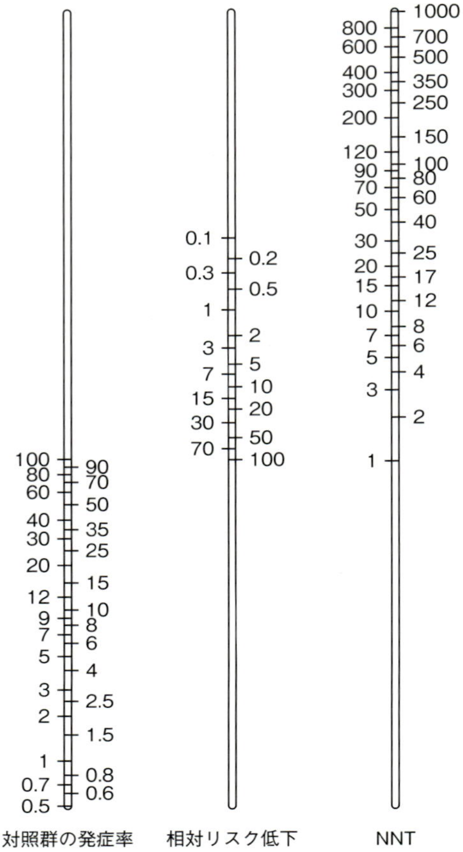

図3● NNTを求めるノモグラム

2）ノモグラム（図3）

対照群の発症率（%）と相対リスク低下（%）を結んだ延長線とNNTの交点が求めるNNTです．

まとめ より客観的な評価をするためには，差や比だけでなく対照群の発症率にも着目し，無治療の場合のアウトカムも検討することが必要です．特に臨床の現場で個々の患者に説明する際は，誤解・混乱を防ぐために抽象的な数値・概念は避け，グラフや図を利用することが重要です．

参考 ➔ 33，65

62 生存曲線は一般に実測値ではなく推定値をグラフ化したものです

Point 覚えるべきこと

- 一般に生存曲線は実測値ではなく，追跡時間ごとに分母が異なる推定値です
- グラフ縦軸の内容・スケールに注意します

関連 Question Answerは本文に

- 生存曲線，イベント発生曲線はどう読むのですか？
- ドロップアウトはどうカウントするのですか？

1 生存率の計算

バイアスによる誤差をなくすためには追跡率は100％が理想ですが，途中でドロップアウトが生じてしまうことは実際には避けられません．しかも，ドロップアウト例では生存しているのか死亡したのか不明なことも少なくありません．ドロップアウトの取り扱いを研究前に設定しておかないと恣意的なバイアスが入り込んでしまいます．他の発症率も同様です．

1）worst case シナリオ

消息不明のドロップアウト例すべてを死亡例（発症例）とみなす方法です．

2）Kaplan-Meier 解析法

生死不明のドロップアウトの追跡を打ち切り（censor），1人死亡するごとに区間を区切り，各区間に実際に生死を確認できる対象者の数を分母，生存数を分子とした割合を基に生存曲線を順次書き進めていきます（図1）．そのため，**生存曲線は研究開始時の対象者全体に占める各時点の生存者の実際の割合ではなく，追跡時間ごとに分母が異なる仮想計算値で**

注意

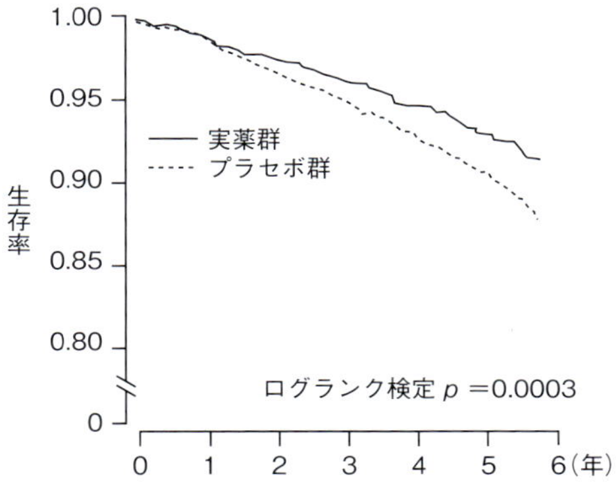

図1 Kaplan-Meier解析法による生存曲線
文献1を参考に作成．

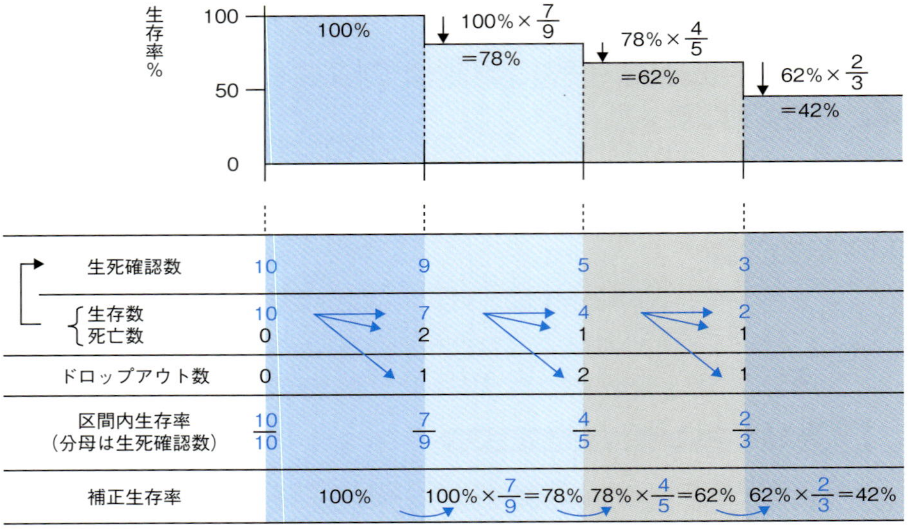

図2 Kaplan-Meier解析法による生存曲線の描き方

す（図2）．ですから図1では「5年後に実薬群では93％の患者が生存している」というのではなく，**「5年後に生存している確率が93％である」と解釈します．**

もしエンドポイントが生死以外であれば，最初に発症（脳卒中など）した時点でその人をその後の追跡・解析対象から除外し，再発してもカウントしません．この手法によって，死亡や発症までの時間（time-to-event）の解析，経時的検定（Cox比例ハザード比モデル）が可能になります．

2 生存曲線の表記法

一般に図3に示す3通りで表記されます．a，cの表記法ではわずかな絶対差が誇張されてしまい，客観的な臨床的意義の評価が妨げられる危険性があるので要注意です．

補足 ①Cox比例ハザードモデル

多変量解析の一手法で，多数の因子が疾患の発生や進展に関与しているとき，すべての因子を同時に考慮して調整推定された経時関連性を示します．相対リスクはハザード比として算出されます．

②ログランク検定

生存曲線の比較検定に用いられる代表的検定法です．2群間に違いがあるかどうかだけを検定するので，違いの大きさについては検証できません．

③打ち切り

ドロップアウトによる打ち切り例や試験終了時未発症の中途打ち切り例は，追跡終了直前では生存しているものの，終了後どのくらい生存するかは不明です．Kaplan-Meier解析法は「中途打ち切り例の観察できなかった部分は，それ以上長期に観察された症例の生存率に従う」という仮定に基づいています．

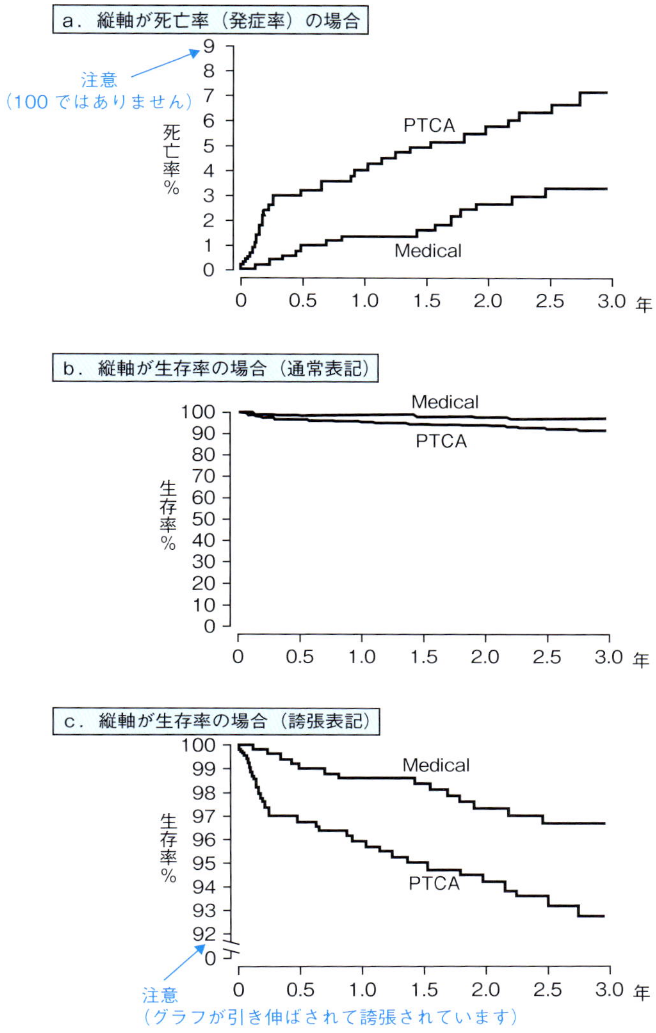

図3 3通りのグラフ

Medicalは投薬治療群，PTCAは経皮的経管的冠動脈形成術による治療群．文献2を参考に作成．

文　献

1）Randomised trial of cholesterol lowering in 4444 patients with coronary heart disease : the Scandinavian Simvastatin Survival Study (4S). Lancet, 344 (8934) : 1383-1389, 1994

2）Pocock, S. J., et al. : Survival plots of time-to-event outcomes in clinical trials : good practice and pitfalls. Lancet, 359 (9318) : 1686-1689, 2002

まとめ 生存曲線を読む際は，縦軸の内容とスケールに注意しましょう．

参考 → 34，63

63 ドロップアウトは発症者とみなすか解析から除外するか研究開始前に取り決めておきます

Point 覚えるべきこと

- ドロップアウトの扱い方には，ITT 解析と Kaplan-Meier 解析があります
- ドロップアウトの理由も検証する必要があります

関連 Question Answerは本文に

- **ドロップアウトは何%までが許容範囲内ですか？**

1 バイアス排除

長期研究では，途中で参加者が継続を望まなくなったり，引越し・不慮の事故などで追跡不可能となったりすることがあります．せっかく研究開始時に無作為に割り付けてバイアスを減らしても，ドロップアウトが高率では別のバイアスが入り込んでしまいます．また，一般にドロップアウトが全体の 20 % を超えると結果の信頼性が低下します．さらに解析時にドロップアウトの取り扱い方を決めたのでは，恣意的で一層バイアスが増えます．そのため研究計画作成時にあらかじめ，ドロップアウトを発症者とみなすか，解析対象から除外するのかを決定しておき，少しでもバイアスを減らすことが重要です．

2 ドロップアウトの扱い方

1）ITT（intention-to-treat）解析

ITT 解析は途中で治療内容が変わっても，割り付け時のグループ員として解析することでバイアスを減らす解析法です．この際，ドロップアウトを全員発症者として取り扱うことを worst case シナリオと言います．その結果，発症率が介入群と対照群で逆転することもあり

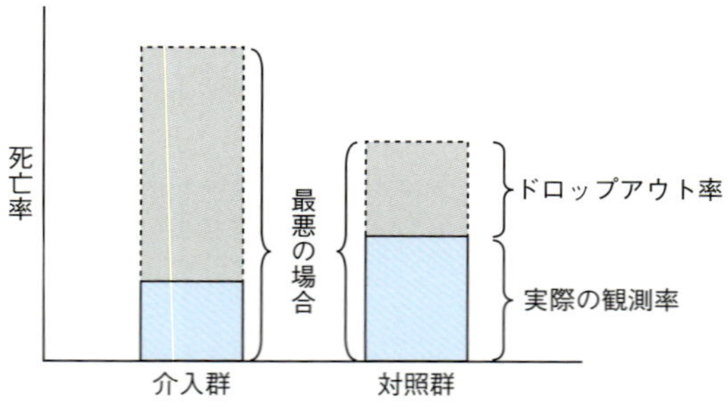

図● worst case シナリオ
ドロップアウトを死亡例とすると死亡率が逆転することもあります．

えます（図）.

2）計算推定（Kaplan-Meier解析）

長期間の追跡調査では，ドロップアウトが増えてきてしまうのは事実上避けられません．worst caseシナリオは治療効果を過大評価するのを防ぐのには役立ちますが，極端な例なのでどの程度現実性があるのかは不明です．そこでドロップアウトやすでに発症した人を除外した区間ごとの発症率から，累積発症率の推移を推測する手法がよく用いられます．イベント発生曲線や生存曲線を読む際には，プロットされているのが，実際の発症数なのか，推定による仮想数値なのかに気をつけなければなりません（実践編62参照）.

3 なぜドロップアウトしたのか？

臨床研究の結果を評価し臨床に活用するときには，ドロップアウトの数値だけでなく理由も検証する必要があります．

- 研究参加者の希望・引越し・不慮の事故などはやむを得ないでしょう
- 研究者の管理不全・研究計画不備があれば，研究として妥当性が低いだけでなく倫理的にも問題があります
- 副作用・害のためにドロップアウトが多いのなら治療意義は疑問です

まとめ ドロップアウトの評価に際しては，解析上の取り扱い方と，なぜドロップアウトしたのかを検証する必要があります．

参考 → 32，34，62，65

64 **必要標本数**は，研究目的・方法によって決定されます

Point 覚えるべきこと

- 正規分布を仮定するには，標本数は通常30人以上とされています
- 統計学的有意性があっても臨床的意義があるとは限りません

関連 Question Answerは本文に

- **標本数がいくつあれば結果の精度が高いのですか？**
- **臨床研究では症例数が多ければ多いほど，結果の精度が高まるのですか？**

臨床研究の標本数は，**研究・調査を開始する前**に先行研究などから推定される母集団の特性に基づいて算出する必要があります（図1，表）．この過程を踏まずに適当に標本数を設定すると「有意でない」という結果が得られた場合に，「真に差がない」のか「標本数が少なくて有意差が出なかった」のか，区別できなくなってしまいます．

1 治療効果の大きさ

臨床研究をデザインする際には，目的とする治療効果をあらかじめ設定します．わずかな違いが有意であるとするためには，標本数を多くする必要があります．違いの大きさ設定は自由ですが，その差の臨床的意義も考慮する必要があります．逆にどんな大規模研究であっても，標本数が多いから統計学上有意差が出ただけで差の臨床的意義が少ない場合もあるので，標本数だけで臨床研究の価値を決定できるわけではありません．

2 αエラー

本当は違いがないのに違いがあると結論してしまう誤りで，通常は有意水準として5％をあらかじめ設定します．

3 βエラー

本当は違いがあるのにないとしてしまう誤りで，通常は20％に設定します．$1-\beta$を検出力と言います．検出力は研究計画段階に必要標本数を算出するために利用されます．

4 データの種類

計量データであれば標準偏差または分散によって，分類データであれば頻度または発症率によって，必要標本数が左右されます．

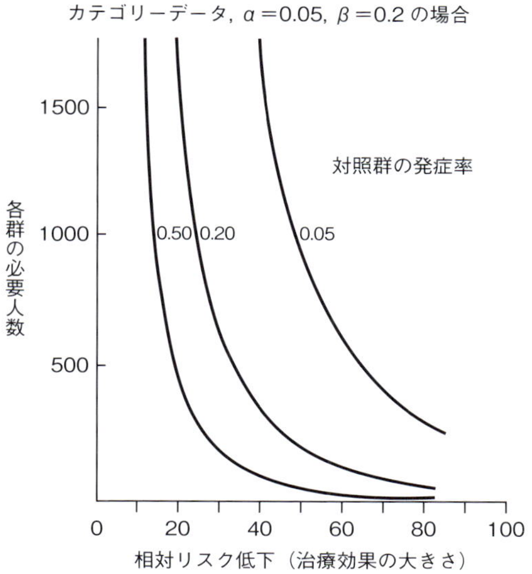

図1 臨床研究に必要な人数
文献1を参考に作成.

表 標本数を決定する因子

1. 治療効果の大きさ
2. αエラー
3. βエラー
4. データの種類

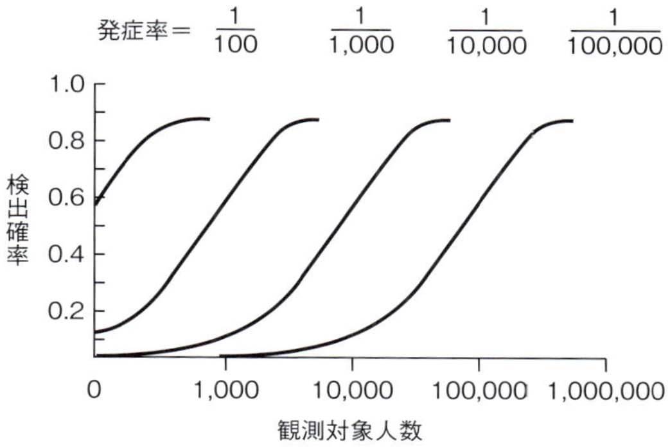

図2 発症1件を検出する確率
文献1を参考に作成.

補足 ①稀な疾患

罹患1例を確実に検出するためには，観測対象数は罹患率の逆数の3倍以上必要です（図2）.

②信頼区間が広いときの解釈

1）標本数が少ない場合

研究デザインや目的やαエラー・βエラー設定値によっては，標本数が少なくても妥当性の高い臨床研究も存在します．信頼区間が広いからといって，妥当性が必ずしも低いわけではありません.

2）標本数が多い場合

検定法・分布仮定が誤っているか，治療効果が真にわずかしかないことが示唆されます.

文　献

1）Clinical Epidemiology : The Essentials. (Fletcher, R. H., et al.), Lippincott Williams & Wilkins, Philadelphia, 1996

まとめ 統計学上の有意差を検討する際には，研究対象者数や臨床的意義も検証しましょう.

参考 ➡ 42, 45, 65

65 治療に関するエビデンスを読む際は，研究デザイン・リスク差・臨床的意義に着目します

Point 覚えるべきこと

- 比較対照とそのリスクの絶対値があって初めて臨床的意義が評価できます
- 統計学的有意差があっても，臨床的に意味があるとは限りません

関連 Question Answerは本文に

- バイアスとは何ですか？
- 予防に関するエビデンスを読むときの注意点は？

バイアスとは対象者の選択・データ収集・分析などの際に起こる可能性がある，本当の結果を誤らせる要因のことで，ずれという誤差です．**エビデンスを鵜呑みにせず，その妥当性を自分で判断しなければなりません．**

1 妥当性の評価：読む価値はあるでしょうか？

まず研究結果（事実）がどの程度普遍的か（真実に近いか）を評価します．臨床研究ではバイアス（ずれ）や交絡因子を完全に排除するのは不可能なので，それらがどの程度関与しているかを検証するのです．対照群とそのリスクの絶対値の両方があって初めて意味があり，どちらか一方だけでは何も言っていないようなものです．無作為化比較試験（RCT）のデザインを参考にしましょう．予防効果に関しても同様です．

- **研究デザイン：無作為化比較試験か？ 比較対照はあるか？**
  →バイアスや交絡因子が存在すると客観的評価の妨げとなります．無作為化比較試験ではこれらの妨げを最小限にできます．
- **患者：明確な基準で選考・除外されているか？**
- **研究実施場所・施設：一般性はあるか？**
- **背景因子の差：治験開始時に２群間で違いがなかったか？**
- **治療の方法：治療方法に違いがなかったか？**
- **アウトカムの内容と基準：臨床的転帰で客観的な基準か？**
  →臨床の現場で重要なのは検査結果よりも臨床的転帰です．どんなに検査数値が良くなっても症状や生存率が改善しないのでは意味がありません．
- **盲検：介入者と被験者は治療の内容を知らなかったか？**
  →患者や効果を評価する人が治療内容を知っていたりしたら，先入観のために過大評価または過小評価になり公正で客観的な評価はできません．

- **フォローアップ：追跡期間は十分長く追跡率は高いか？**
  →一般に20％以上のドロップアウトがいたら妥当性・信頼性が低下します．
- **ITT（Intention-to-treat）解析：脱落者やプロトコール逸脱者を割り付け時のグループに含めて解析しているか？**
  →ドロップアウトしたり途中で治療法が変わったりした人も最初のグループに含めて解析することで**無作為化が維持**され，**現実の治療効果が客観的に評価**できます．

2 結果の評価：効果は？

- **発症率・相対リスク低下・絶対リスク低下・治療必要数（NNT）は？**
  →自分で2×2表やグラフを作成し，相対リスク低下（「値引率」）だけでなく対照群の発症率（「定価」）や絶対リスク低下（「値引き額」）・NNTも含めて評価します．注意 **絶対リスク低下・NNTがどのくらいなら臨床的に意味があるかは，個々の臨床的枠組みのなかで決まります．**

3 信頼性の評価：結果は確実でしょうか？

偶然性（ぶれ）による信頼性（再現性・精度）の検証をします．*p*値は確実性の指標であり，効果の大きさとは無関係です．

- **統計学的有意性（*p*値）・95％信頼区間は？**
  →臨床研究には限界・偏りがあるので，結果が偶然によるものなのか本当に差があるのかを検証します．

4 臨床的意義の評価：このエビデンスは使えるでしょうか？

臨床の場での有用性を評価して協働判断します．

- **絶体リスク差・NNTは臨床的に意味があるか？**
  →統計学的に有意差があっても臨床的に意味があるとは限りません．医学的妥当性も含めて，臨床的な意義を検証します．
- **実際の患者は論文の患者の臨床像に合致するか？**
- **実際の患者にこの治療は役立つか？（すべてのアウトカムを考慮した臨床判断）**
- **患者の意向・価値観は？**

補足 エビデンス批評の三大着目点[1]

1）無作為化比較試験か？
2）盲検が行われているか？
3）フォローアップは十分か？

文　献

1）Friedman, L. M., et al.：Fundamentals of Clinical Trials. 3rd ed. Springer, NewYork, 1998

まとめ 妥当性・信頼性・臨床的意義を検証します．統計学的に有意差があっても臨床的に意義があるとは限りません．

参考 ➡ 31，32，33，37，61

Column 16 統計の出所に注意

まだ論文になっていない研究結果（エビデンスとは呼びません）の報道や学会発表を聴く際にまず気をつけるべきことは統計の出所です（文献1）．研究目的が理論・仮説を検証するためなのか，評判を良くするためなのか，資金調達のためなのかによって割り引き具合が変わります．また，結果が研究者から煽動的あるいは情報不足の記者を通して読者に届くまでの情報の濾過過程において誤解や情報操作（spin）が生じるので鵜呑みは危険です．実際，研究医療施設による報道発表は，臨床的意義が不明であったり重要な注意点や限界点について強調していなかったりすることが往々にしてあります（文献2）．

（文献）

1）「統計でウソをつく法」（ダレル・ハフ 著，高木秀玄 訳），講談社，1968
2）Woloshin, S., et al. : Press releases by academic medical centers : not so academic? Ann Intern Med, 150 : 613-618, 2009

66 予後に関するエビデンスを読む際は，アウトカムの差と経時的発生率変化に着目します

Point 覚えるべきこと

- バイアス（ずれ）・偶然性（ぶれ）・臨床的意義を検証します
- 診断基準や検査法にも着目します

関連 Question Answerは本文に

- 予後評価の研究はどう施行するのですか？

1 妥当性の評価：読む価値はあるでしょうか？

バイアス（ずれ）の検証をします．

- **典型的な患者が疾患初期から追跡調査開始されているか？**

→非典型例での情報は臨床上あまり役立ちませんし，途中経過しか観察していないのでは妥当性に欠けます．

- **経過観察は十分に長い期間，完全に行われているか？**

→疾患のアウトカムの関連性およびバイアスを検証します．適切な経過観察期間は疾患の特性や対象者によって異なるので，医学的知識や傍証が必要となります．一般にドロップアウトが多い（20％以上）と誤差が大きくなり妥当性・信頼性が低下します．

- **客観的なアウトカム判定基準か？**

→多くの疾患や症状は，客観的な基準，診断法をあらかじめ規定しておかないと診断があいまいになって妥当性が低下します．また，診断者が患者の特徴（疾患の有無や患者の性格など）を知っていると過剰判断または過小評価しかねません．そこで患者情報を知らない別の担当医が診断をするとバイアスを減らすことができます．

2 結果の評価：アウトカムの差の大きさや発生率の経時的変化は？

- **アウトカムの生じる可能性は経過を通じてどれくらいか？**

→例えば死亡というアウトカムの場合，5年生存率という瞬間的な結果だけを検討するのではなく生存曲線も参考にして予後の特徴（早期から死亡率に差が出るのかなど）を検討します．発症速度を反映するハザード比が相対リスクやオッズ比よりも多用されます．

3 信頼性の評価：結果は確実でしょうか？

偶然性（ぶれ）による信頼性（再現性・精度）の検証をします．

- **予後推定の精度はどのくらいか？**

→p 値や信頼区間を評価します．

4 臨床的意義の評価：このエビデンスは使えるでしょうか？

臨床の場での有用性を評価します．

- **アウトカム発生率（生存率）の差は臨床的に意味があるか？**
- **このエビデンスによって患者に提供したり説明したりする診療内容が変わるか？**

まとめ 妥当性・信頼性・臨床的意義を検証し，協働判断に活用しましょう．

参考 → 34，35，37

Column 17 人口静態統計と人口動態統計

衛生統計として人口静態統計と人口動態統計があります．人口静態統計はある時点での断面で人口やその動向・年齢構成を把握する調査で，国勢調査が該当します．一方，人口動態統計は1年間の出生・死亡・死産・婚姻・離婚の発生数を調査します．

人口静態統計

$$年少人口指数 = \frac{年少人口}{生産年齢人口} \times 100$$

$$老年人口指数 = \frac{老年人口}{生産年齢人口} \times 100$$

$$老年化指数 = \frac{老年人口}{年少人口} \times 100$$

注）年少人口0～14歳，生産年齢人口15～64歳，老年人口65歳以上．

人口動態統計

$$出生率 = \frac{年間出生数}{10月1日現在日本人人口} \times 1{,}000$$

$$死亡率 = \frac{年間死亡数}{10月1日現在日本人人口} \times 1{,}000$$

67 医療経済は，医療費と臨床的効果の大きさの関連性を解析します

Point 覚えるべきこと

- エビデンスの妥当性・信頼性・臨床的意義・適用性を評価します
- 最も効果的な医療の同定をします

関連 Question Answerは本文に

- **医療経済分析は医療費削減が目的ですか？**

注意

EBMの実践分野の1つに医療経済分析があります．この分析は医療費削減を目的とするのではなく，**個々の患者のquality of life（QOL）と生命予後を最大にする最も効果的な医療を同定・適用し，患者中心の医療を目指すことが目的です**．ですから結果として医療費が上昇してしまったり，時間もかかってしまったりすることもあります．また，市場原理に偏って分析結果を誤用すると，医療の質が低下してしまう危険性もあります．

医療経済分析についての文献を読み，判断する際に必要な批判的吟味の要点を次に示します．これらの項目を満たさない文献や，単に費用を積み上げていっただけの報告は「EBMによる」分析とは呼べません．

1 妥当性の評価

- **経済的質問が本当に問われているか？**
  1. **明確に定義された別の治療法と比較しているか？**
     - 治療法は通常「選択」するものなので別治療法との比較が必要です．
  2. **特定の視点（病院，厚生労働省など）から費用と効果が算定されているか？**
  3. **費用と治療結果が以下の臨床的表現方式で表されているか？**
     - 費用最少化分析（cost-minimization analysis）：治療効果が同じ場合の費用の比較分析
     - 費用-効果分析（cost-effectiveness analysis）：異なる治療効果を同じ医療単位（入院日数，死亡率など）で比較分析．例えば「合併症の発症を1人予防するのにいくらかかるか」
     - 費用-利益分析（cost-benefit analysis）：治療効果を通貨単位に変換して分析
     - 費用-効用分析（cost-utility analysis）：治療効果を患者側の趣向や効用・有用性（相対的な社会的価値）に変換して分析

- **別治療法は質の高いエビデンスに基づいているか？**

  医療経済分析は「実証」ではなく「仮定」による算出であることが多いため，別治療法の効果についての質の高いエビデンスが言及されているかが重要です．通常，効用は時間とともに価値が低下していく（discounting）と仮定します．

- **治療にかかわるすべての費用や効果が含まれ，質の高い評価法が用いられているか？**

2 信頼性・臨床的意義の評価

- **両治療法の分析結果に有意差はあるか？**
- **診断基準や効果評価法の変化によって結論が変わってくる可能性はないか？（感度分析，sensitivity analysis）**

  いずれの分析法であれ，1つの結論で満足してはいけません．治療に関して変動しやすい要素がある場合（例えば糖尿病の診断基準として空腹時血糖値とHbA1cのどちらを採用するか），それによって結論がどのように変化するかを考察した箇所を文献の中から読み，もし不安定な要素が多いのであれば，結論の解釈には注意を要します．

3 適用性の評価

- **実際の医療で実践可能か？**
- **実際の医療で治療効果は期待できるか？**
- **適用価値はあるか？ 費用－効果分析の場合，別治療法による効果の差は臨床的に意味があるか？**

  統計学的に意味があっても，必ずしも臨床的に意味があるとは限りません．

補足 日本における医療経済分析

欧米では数十年前より医療経済分析が行われてきており，現在では社会的関心となっています．一方，わが国ではこのような概念はきわめて乏しく，質の高い報告は見当たりません．平成９年度より厚生省（厚生労働省）長期慢性疾患総合研究事業の一環として糖尿病の医療経済に関する調査が行われており，その報告によると，合併症を有する糖尿病患者は合併症を有しない患者に比べ医療費が2.1～3.4倍と有意に高かったとされていますが，直接医療費の報告にとどまっているので調査の今後の改善や進展が望まれます．

まとめ 医療経済分析は最も効果的な医療を同定・適用することが目的です．

参考 → 3

ケーススタディ

ケース 1

【診断，スクリーニング，因果】

日本のメタボリックシンドローム診断基準（その１）

参考→ 52，59，60

2005年に定められた日本のメタボリックシンドロームの診断基準（内科系８学会合同［日本動脈硬化学会，日本肥満学会，日本糖尿病学会，日本高血圧学会，日本循環器学会，日本内科学会，日本腎臓病学会，日本血栓止血学会］による日本版診断基準）[1)]では，腹囲（男性85 cm，女性90 cm以上）基準が必須となっています（表）．腹囲基準が必須であり，しかも女性基準のほうが甘いというのは世界的にも異例で，国内外から反証が相次いでいます．2008年から特定健診（いわゆるメタボ健診）にも採用されてしまっている基準であり，当面は改定されそうにないので，あらためてその妥当性・信頼性・臨床的意義を検証してみましょう．

表●日本のメタボリックシンドローム診断基準

腹囲：男性85 cm，女性90 cm以上が必須

かつ

- 血圧：130/85 mmHg以上
- 中性脂肪：150 mg/dL以上
　　またはHDL-コレステロール40 mg/dL未満
- 血糖：110 mg/dL以上

の３項目中２項目以上

エビデンス

Examination Committee of Criteria for 'Obesity Disease' in Japan ; Japan Society for the Study of Obesity : New criteria for 'obesity disease' in Japan. Circ J., 66（11）: 987-992, 2002

クリニカルクエスチョン

P（対象者）　：成人日本人

I（検査）　：CTにて内臓脂肪面積測定

C（比較対照）　：さまざまなカットオフ値

O（アウトカム）：多危険因子をもつ人を検出するのに適正な内臓脂肪面積のカットオフ値は？

妥当性の評価 ● 読む価値はあるでしょうか？

・診断基準：診断のgold standardと客観的に比較されているか？

➡CTによる画像評価をgold standardとして全例に使用しています．

・患者：典型的な患者が対象となっているか？

➡男性775人，女性418人，平均年齢55歳でした．

・一般性：他の患者群でも妥当性が確認されたか？

➡対象としているのは一部の集団なので一般性はわからず，他の地域・年齢層の集団での妥当性は不明です．また，男女別に評価していません．妥当性は低いようで，他の集団を対象とした分析を基に異論を唱える研究報告が続出しています．

➡ **妥当性は低いでしょう．**

結果の評価 ● 感度・特異度は？

最適カットオフ値は100 cm^2でした．

カットオフ値（cm^2）	感度（%）	特異度（%）
90	75	57
100	69	62
110	62	70

注：3つのカットオフ値における感度・特異度しか示されておらず，ROC曲線は記載されていませんので **評価する価値があるのかすらも不明です．**

信頼性の評価 ● 結果は確実でしょうか？

➡ **本文中のデータからは評価できません．**

臨床的意義の評価 ● このエビデンスは使えるでしょうか？

健診は予防医学的に重要そうですが，果たして**無責任に勧めていないでしょうか？**（図）

・患者層は似ているか？ 有病率が見積もれるか？

➡バイアスが高いので一般性には乏しく，広く役立つ保証はありません．

ケーススタディ 1

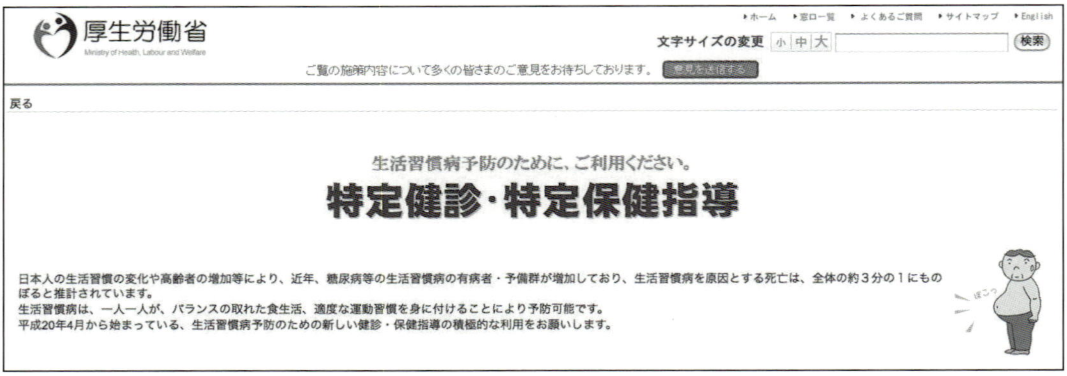

図●「メタボ健診」についての厚労省ホームページ
http://www.mhlw.go.jp/bunya/shakaihosho/iryouseido01/info02a.html

・入手・実行可能で正確か？

➡腹囲測定は手技上は容易です．

・治療方針が変わるか？ 予後が改善されるか？

➡横断研究であり，不明です．ラベリング効果も大きそうです．

・患者の意向は？ 早期診断後，治療に意欲的か？

・他の診断法や対象者と比較して利益と害はどうか？

・目標疾患の頻度・重篤度は検査の尽力・費用に見合うか？

➡特定健診（「メタボ健診」）の受診率が目標値を大幅に下回っている現状では臨床的意義もかなり低いでしょう．患者さんの納得・意欲の低さや尽力・費用の大きさの反映かもしれません．

因果の観点からの検証 ● 因果関係は立証できるでしょうか？

この論文では，メタボリックシンドロームの病因が内臓脂肪であるという病態仮説に基づいています．この結論を鵜呑みにせずにその因果関係の妥当性を評価してみましょう．

・アウトカムより先にリスクファクターがあるか？

➡この論文は横断研究に基づいているので時間的前後関係は不明です．

・同一人物で原因と結果が発生しているか？

➡はい．

・量-反応関係があるか？

➡肥満関連疾患を2つ以上合併する内臓脂肪面積の適正カットオフ値として男女ともに100 cm^{2}が設定されています．カットオフ値90 cm^2，100 cm^2，110 cm^{2}の感度・特異度は記載されていますがROC曲線は表示されていないので妥当性は低くなります．男女併合して解析していますが男女差はないのか不明です．

・投与・曝露中止および再開の研究で裏づけられているか？（再現性）

➡研究デザイン上も医学的にも当然のことながら不可能です．

・他の研究結果との整合性はあるか？

➡前述のように反証が多数あります．

・交絡因子はないか？

➡患者層の詳細が不明なので評価できません．

➡ **この臨床研究では因果関係を立証するのは困難です．**

コメント

妥当性も臨床的意義も低いエビデンスです．ケース2「日本のメタボリックシンドローム診断基準（その2）」を参照してください．

文献

1）メタボリックシンドローム診断基準検討委員会：メタボリックシンドロームの定義と診断基準．日本内科学会雑誌，94（4）：794-809, 2005

ケース
2

【相　関】

日本のメタボリックシンドローム診断基準（その2）

参考→ 53

ケース1では，日本のメタボリックシンドローム診断の腹囲基準[1)]の根拠となる内臓脂肪面積の妥当性と臨床的意義は低いことが判明しました．続いて，内臓脂肪面積と腹囲の関連性について検証してみましょう．

エビデンス

Examination Committee of Criteria for 'Obesity Disease' in Japan ; Japan Society for the Study of Obesity : New criteria for 'obesity disease' in Japan. Circ J., 66（11）: 987-992, 2002

クリニカルクエスチョン

P（対象者）　：成人日本人
I（検査）　：腹囲
C（比較対照）　：BMI（体重［kg］÷身長［m］^{2}），腹囲/ヒップ比，腹囲/身長比
O（アウトカム）：CTにて測定した内臓脂肪面積との相関の比較は？

妥当性の評価 ● 読む価値はあるでしょうか？

・患者：対象者の特徴が明記されているか？

➡男性775人，女性418人，平均年齢55歳ですが詳細は不明です．

・アウトカムの内容と基準：臨床アウトカムは客観的に評価されているか？

・フォローアップ：追跡期間は長く，完全か？

➡客観的な診断基準が記載されていますが，横断研究なので将来の心血管疾患や糖尿病発症リスク予測につながるかは不明です．

➡ **妥当性は高くありません．**

結果の評価 ● 相関係数は？

腹囲の相関係数が最も高く，男性0.68，女性0.65（ともにp<0.0001）でした（図1）.

注：単回帰分析の結果の相関係数は男女とも高値ですが**この回帰法は妥当でしょうか？** 腹囲の単位はcm，内臓脂肪面積の単位はcm^2ですがこの分析では両者の関係を直線で回帰しています（男性の場合，内臓脂肪面積［cm^2］＝腹囲［cm］4.865_x－310.696）．検定結果が有意であればいいというものではありません．腹囲の２乗を使用した２次曲線での回帰分析とも比較したのでしょうか？（図２）また，単回帰分析（単相関分析）はデータが正規分布であることが前提条件ですが内臓脂肪面積は正規分布していたのでしょうか？ **評価不能です.**

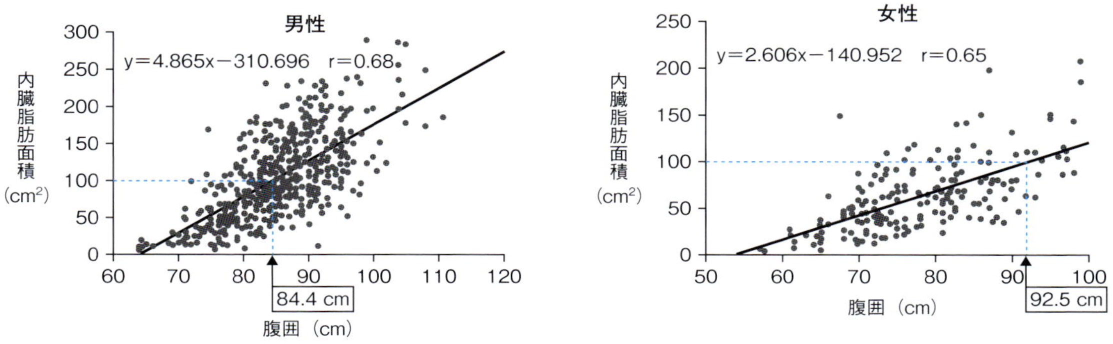

図１ ● 内臓脂肪面積と腹囲の相関
当該エビデンスを参考に作成.

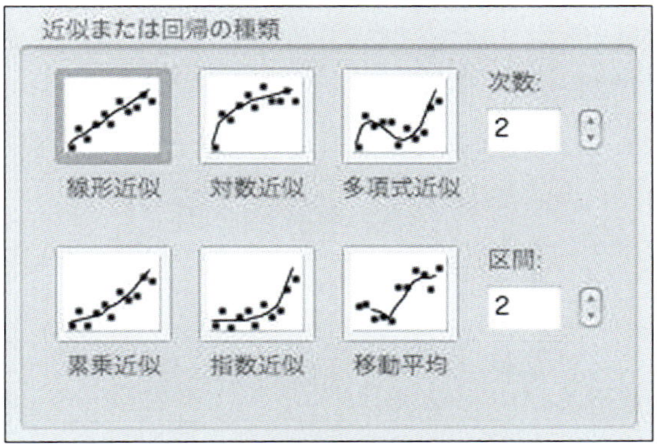

図２ ● 近似曲線の例（Excelグラフ近似曲線追加機能より）
Excelでも多種の近似式が算出できます.

信頼性の評価 ● 結果は確実でしょうか？

p 値だけで評価すると確実性は高そうですが，前述のように検定法がそもそも適切かどうか疑わしいので**信頼性は高くないでしょう．**

臨床的意義の評価 ● このエビデンスは使えるでしょうか？

- **相関係数は大きいか？**
  ➡研究法・解析法の質が低いので，そこから捻出された相関係数の意義は不明です．
- **治療・予防効果はあるか？**
- **治療・予防に対する患者の意向は？**
  ➡横断研究なので結論は出せません．

➡ **有用性は疑わしいでしょう．**

コメント

この研究では，メタボリックシンドロームの病因が内臓脂肪であるという仮説を基に，内臓脂肪面積と相関性の高い腹囲をメタボリックシンドロームの必須診断基準とする，と結論しています．しかし，因果・相関とも妥当性・臨床的意義が非常に低いのが問題で，この診断基準で臨床アウトカムを予測できるのかいまだに不明です．また，予後改善の保証もありません．瓢箪から駒が出るかもしれませんが，今後の妥当性の高い報告が待ち望まれます．

文献

1）メタボリックシンドローム診断基準検討委員会：メタボリックシンドロームの定義と診断基準．日本内科学会雑誌，94（4）：794-809, 2005

ケース 3

【リスク，予後】

足潰瘍の既往による糖尿病患者の死亡リスク

参考→ 52，66

糖尿病では末梢神経障害や末梢動脈疾患（閉塞性動脈硬化症）のために足潰瘍の発生リスクが高まります．そのため足の診察やフットケアの重要性が見直されています（図）．では，足潰瘍は局所的影響だけでなく全身への影響もあるのか検証してみましょう．

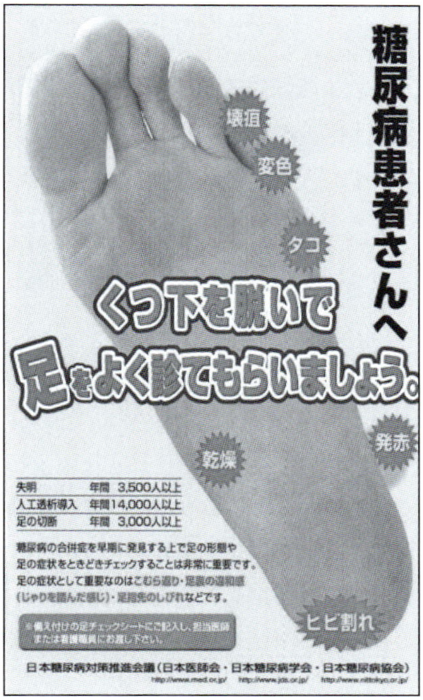

図●日本糖尿病対策推進会議のポスター

エビデンス

Iversen, M. M., et al. : History of foot ulcer increases mortality among individuals with diabetes : ten-year follow-up of the Nord-Trondelag Health Study, Norway. Diabetes Care, 32 (12) : 2193-2199, 2009

クリニカルクエスチョン

P（対象者）　：２型糖尿病患者

I（条件）　：足潰瘍既往あり

C（比較対照）　：足潰瘍既往なし

O（アウトカム）：死亡率は異なるか？

妥当性の評価 ● 読む価値はあるでしょうか？

・**対象者：特徴が明記され背景因子の差は２群間で違いがなかったか？**

➡ノルウェー人が対象です．血糖コントロールや他の糖尿病合併症は両群で有意な違いがありましたが，解析時に調整されました．

・**アウトカムの内容と基準：臨床転帰が客観的に評価されているか？**

➡はい．

・**フォローアップ：追跡期間は十分長く追跡率は高いか？**

➡10年間の追跡で，追跡率は100％でした．

・**因果関係の条件：**

●アウトカムより先にリスクファクターがあるか？（時間的前後関係）

➡**はい．**

●同一人物で原因と結果が発生しているか？

➡**はい．**

●量-反応関係があるか？

➡既往があるかないかの二分ですので量-反応関係は立証できません．

●投与・曝露中止および再開の研究で裏づけられているか？（再現性）

➡当然のことながら医学的に不可能です．

●他の研究結果との整合性はあるか？

➡妥当性は劣りますが同様の結果を示唆する研究は少数あります．

●生物学的に意味をなすか？

●交絡因子がないか？

➡感染症や他の動脈硬化性疾患のリスクが増えますので，それらが交絡因子となっている可能性はあります．

➡ **交絡因子を計算で調整しているので妥当性は比較的高いでしょう．糖尿病患者の死亡は多因子によるので，直接の因果関係は立証できそうにありません．**

結果の評価 ● リスク・生存曲線は？

期間を通じて初期から足潰瘍既往のある糖尿病患者の生存曲線は他群よりも低値でした．

アウトカム	足潰瘍既往のある糖尿病患者	足潰瘍既往のない糖尿病患者	非糖尿病者	ハザード比
死亡率（糖尿病足潰瘍既往有無の比較）	49.0％	35.2％	－	1.47（95％信頼区間1.14～1.89）
死亡率（非糖尿病者との比較）	49.0％	－	10.5％	2.29（95％信頼区間1.82～2.88）

信頼性の評価 ● 結果は確実でしょうか？

足潰瘍既往のある糖尿病患者では，既往のない糖尿病患者や非糖尿病患者と比較して有意にハザード比が上昇していました．

➡ **リスクの増加は確実です．**

臨床的意義の評価 ● このエビデンスは使えるでしょうか？

・**死亡リスクの差は大きいか？**

➡10年間で，糖尿病患者では足潰瘍の既往ありなしで49.0－35.2＝13.8％も死亡率に差が出ます．リスク比（ハザード比）・リスク差とも高値です．しかも初期から差が出始めました．

・**治療・予防効果はあるか？　治療・予防に対する患者の意向は？**

➡観察研究であり介入（治療・予防）は行っていないため結論は出せません．また，直接の因果関係も立証できないので潰瘍治療そのものが予後を改善するか不明です．

・**このエビデンスによって患者に提供したり説明したりする診療内容が変わるか？**

➡足の診察が死亡リスクの評価にも役立つことが示されたため，足潰瘍のある糖尿病患者では潰瘍の治療に加えて死亡リスクを高める他の要因の早期発見と統括的対処が重要であることが示唆されます．

➡ **生命予後を評価し，それに応じた診療を決定する上で有用です．**

コメント

介入意義の結論は出せませんが，リスク評価の上では妥当性が比較的高く臨床的意義の大きいエビデンスでしょう．糖尿病患者の足診察は足病変・神経障害の評価だけでなく，死亡リスク評価に役立つことが実証され，それに基づく診療の重要性が示唆されました．本研究は病歴と診察の意義を再認識する上でも有用でしょう．

文献

1) Yokoyama, M., et al. : Effects of eicosapentaenoic acid on major coronary events in hypercholesterolaemic patients (JELIS) : a randomised openlabel, blinded endpoint analysis. for the Japan EPA lipid intervention study (JELIS) Investigators. Lancet, 369 : 1090–1098, 2007

ケース 4

【予　防】 参考→ 65

CRP高値者に対するスタチン投与による心血管疾患予防

心筋梗塞や脳梗塞などの心血管疾患の病態として，LDL-コレステロール等の古典的リスクファクター以外に炎症が関与していることが近年注目を浴びています．実際，高感度CRP値と心血管疾患の関連性を実証するエビデンスもあります[1]．ではCRP値の高い人にスタチンを投与することは，臨床的にリスクファクターとしてどの程度有用性があるのでしょうか．

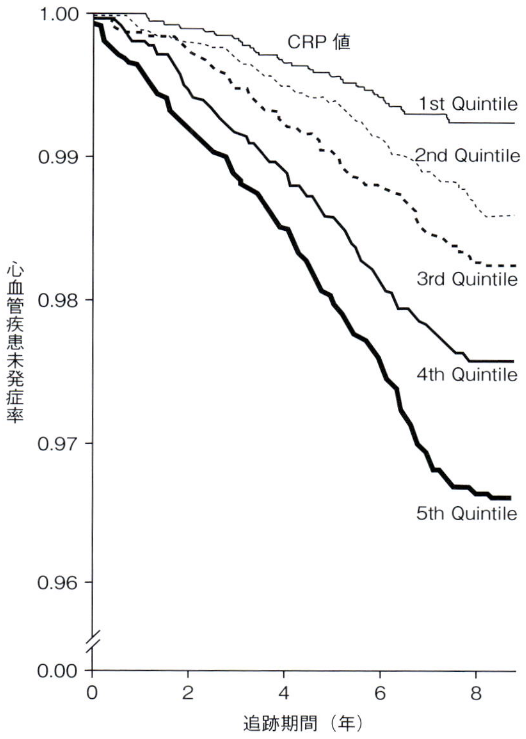

図1 CRP値と心血管疾患発症の関連性（経時性・量-反応関係）
文献1を参考に作成．Quintileは5段階に分けた群のことで，1段階目が最低値群です．図を読む際には縦軸の目盛に注意しましょう．

ケーススタディ 4

エビデンス

Ridker, P. M., et al. : Comparison of C-Reactive Protein and Low-Density Lipoprotein Cholesterol Levels in the Prediction of First Cardiovascular Events. N Engl J Med, 347 : 1557-1565, 2002

クリニカルクエスチョン

P（対象者）　　：高感度CRP高値かつLDL-コレステロール低値である健常人
I（治療）　　　：ロスバスタチン20 mg/日投与
C（比較対照）　：プラセボ投与
O（アウトカム）：心血管疾患の発症は減少するか？（一次予防）

妥当性の評価 ● 読む価値はあるでしょうか？

- **研究デザイン：無作為化比較試験か？ 比較対照はあるか？**
  ➡プラセボを対照にした無作為化比較試験です.
- **患者：明確な基準で選考・除外されているか？**
  ➡高感度CRP 0.2 mg/dL以上でLDL-コレステロール130 mg/dL未満の健常欧米人を対象としています（総数17,802人・女性38％・年齢中央値66歳・喫煙者16％）. 心血管疾患の既往や糖尿病を有する人は除外されています.
- **研究実施場所・施設：一般性はあるか？**
  ➡欧米の健常人対象なので欧米人での一般性は高そうですが，日本人への適用性は未知数です.
- **背景因子の差：治験開始時に2群間で違いがなかったか？**
  ➡無作為に2群に割り付けられ，両群間で違いはありませんでした.
- **治療の方法：治療方法に違いがなかったか？**
  ➡ありませんでした.
- **アウトカムの内容と基準：臨床的転帰で客観的な基準か？**
  ➡1次エンドポイントは心筋梗塞・脳卒中・動脈再建術・不安定狭心症による入院・心

血管死の複合です．入院基準は客観性に乏しく（ソフトエンドポイント），バイアスが入り込む余地があります．

- **盲検：介入者と被験者は治療の内容を知らなかったか？**

➡二重盲険です．

- **フォローアップ：追跡期間は十分長く追跡率は高いか？**

➡両群間の発症率差が早期から大きかったため中央追跡期間1.9年で研究中止となりました．追跡率は99％でした．

- **Intention-to-treat（ITT）解析：脱落者やプロトコール逸脱者を割り付け時のグループに含めて解析しているか？**

➡ITT解析がされています．

➡ **妥当性は高いと言えるでしょう．**

結果の評価 ● 効果は？

ロスバスタチン投与により，心血管疾患発症率は低下しました．

アウトカム	実薬群（8,901人）	プラセボ群（8,901人）	ハザード比	リスク差
心血管疾患（1次エンドポイント）	142人（0.77/100人・年）	251人（1.36/100人・年）	0.56（95％信頼区間 0.46～0.69, $p<0.00001$）	0.59/100人・年
全死亡	198人（1.00/100人・年）	247人（1.25/100人・年）	0.80（95％信頼区間 0.67～0.97, $p=0.02$）	0.25/100人・年
発癌	298人（3.4％）	314人（3.5％）	—（$p=0.51$）	—

なお，ロスバスタチン投与により，LDL-コレステロールは50％，CRPは37％低下しました．

信頼性の評価 ● 結果は確実でしょうか？

➡ **ハザード比は統計学的に有意で，心血管疾患発症率（1次エンドポイント）が確実に減少することが実証されました（図2）．**

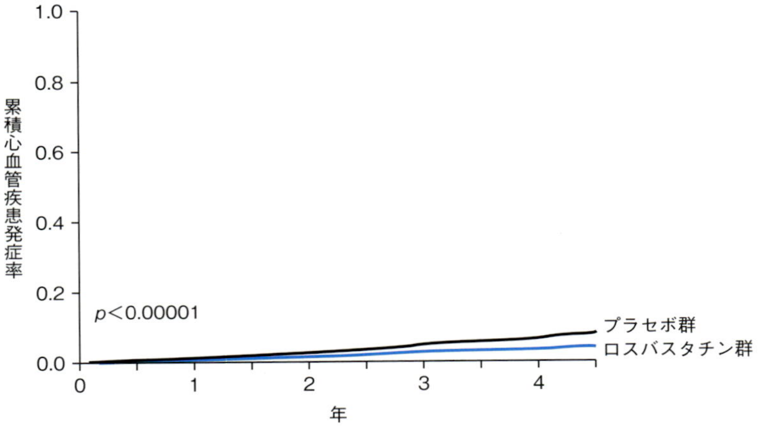

図2● 1次エンドポイントの経時的変化
当該文献を参考に作成.

臨床的意義の評価● このエビデンスは使えるでしょうか？

・リスク差は臨床的に意味があるか？

➡リスク比（ハザード比）は印象的で，元のグラフの一部を縦に引き延ばした針小棒大版のグラフをよく目にします（図3．原文には両方掲載されています）．一方，リスク差（実際に救われる人数）は1年間で100人中わずか0.59人です（前ページの表，**図2**）．すなわち，1,000人にロスバスタチンを投与して救われる人は毎年約6人となります．逆に言えば1年間で1人救うためには1,000÷6≒167人に処方する必要があります（必要治療数：NNT）．

・実際の患者は論文の患者の臨床像に合致するか？

➡日本人の心血管疾患罹患率は欧米人の約30％と見込まれるので，同条件の場合，相

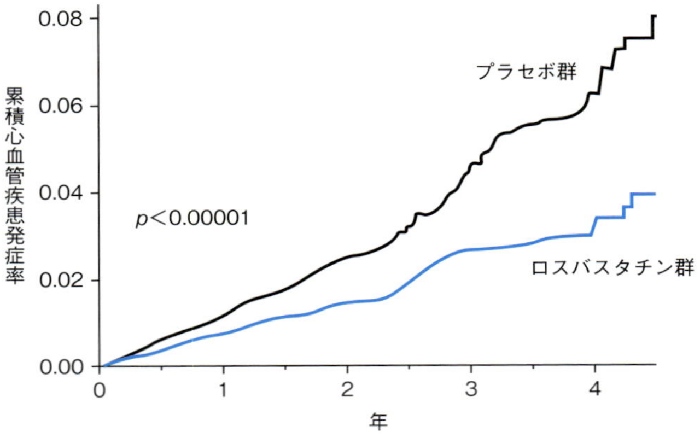

図3●針小棒大版グラフ
当該文献を参考に作成.

対リスク（ハザード比0.56）は同じでもリスク差は0.59 × 0.3 ≒ 0.2 人/100 人・年となり，1 年間で救われる人は1,000 人中約２人となります．

・実際の患者にこの治療は役立つか？（すべてのアウトカムを考慮した臨床判断）

➡心血管疾患だけでなく死亡リスクも低下することが示唆されています．ただし，発癌率は心血管疾患発症率の約２倍でした（ロスバスタチン治療による有意な増減はなし）．特に日本人では癌が多いため，癌にも注意を払うことが重要でしょう．

・患者の意向・価値観は？

➡ロスバスタチンによる予防治療は臨床的意義はありそうですがその大きさはわずかです．また，長期服用にかかる費用も無視できないでしょう．数値を口頭で説明しても実感がないので，図４のようなイラストを使用して患者さんと協働判断するといいでしょう．わずかな差でもその価値は人によって異なります．この程度の予防効果なら現時点では飲み始めたくないという人もいれば，わずかであっても効果があるなら予防薬にあやかりたいという人もいるでしょう．

「薬を飲まないと５年間で 100 人中２人が心筋梗塞や脳卒中を起こします☹．薬を飲めばそのうちの１人が救われます☺．薬を飲んでも飲まなくても 98 人は心筋梗塞や脳卒中を起こしません☺」
（注：日本人での５年間の推算値です）．

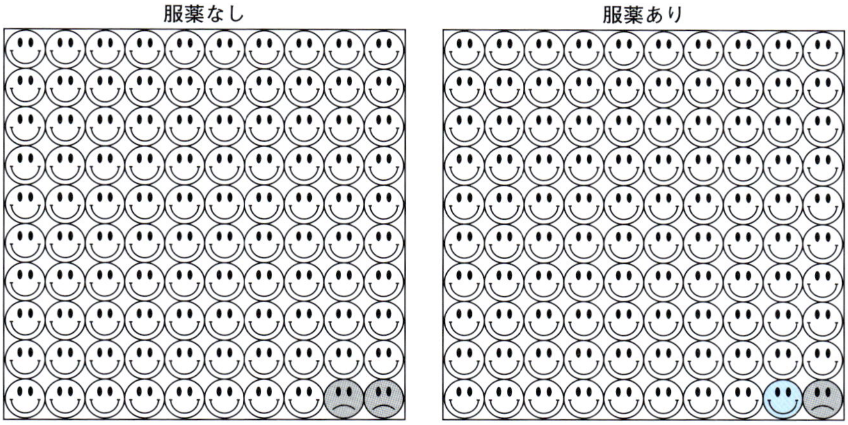

図４●イラストを使った解説例

➡ **もともと発症率が低いために投薬による発症率低下（差）はわずかです（「値引率」が大きくても「元値」によっては「値引き額」はわずかです）．**

コメント

予防に関しては，享受する便益の小さい人にまで一律に治療を推奨するのではなく，治療による便益の絶対的な大きさを評価し，便益の大きい対象者を選定することが重要です．特にこの論文に関しては，最後まで読むと筆頭著者が高感度CRP測定の特許権を持っていることがわかります（図5）．金銭的利害が大きく関わっているエビデンスは，読解と活用の際に慎重でなければなりません．また，心血管疾患と高感度CRPの関連性については否定的なエビデンスも少なくないことも含めて総合判断をしましょう．

> Dr. Ridker（中略）is listed as a coinventor on patents held by Brigham and Women's Hospital that relate to the use of inflammatory biomarkers in cardiovascular disease, including the use of high-sensitivity C-reactive protein in the evaluation of patients' risk of cardiovascular disease.

図5 特許権についての記載
当該文献を参考に作成.

文献

1）Ridker, P. M., et al. : Comparison of C-Reactive Protein and Low-Density Lipoprotein Cholesterol Levels in the Prediction of First Cardiovascular Events. N Engl J Med, 347 : 1557-1565, 2002

Column 18 針小棒大

グラフで読者を騙す古典的手段として，一部を切り抜いて上下に引き延ばす方法があります．こうすればわずかな差であっても誇張されて印象が大きくなります．グラフの縦軸目盛りを読めばすぐに見抜けることですが，グラフには形容詞や副詞がないので客観的であるという幻影があるため錯覚に陥ってしまうことが少なくありません．「科学的な」論文では全体像と拡大像が併記されていたり，縦軸目盛りに気をつけるよう注釈してあったりすることもあります．

ケース 5

【治　療】

参考 → 65

慢性閉塞性肺疾患（COPD）に対する長時間作用性抗コリン薬の長期的効果

慢性閉塞性肺疾患（COPD）治療の基本は禁煙・インフルエンザワクチン・全身併存症の管理などで（図1），禁煙はCOPD進展を抑制することが実証されています．薬物療法としては長時間作用性抗コリン薬または長時間作用性β_2刺激薬の投与がガイドラインで推奨されています[1)]．長時間作用性抗コリン薬は症状を軽減しますがCOPDの進展を抑制する効果はあるでしょうか．

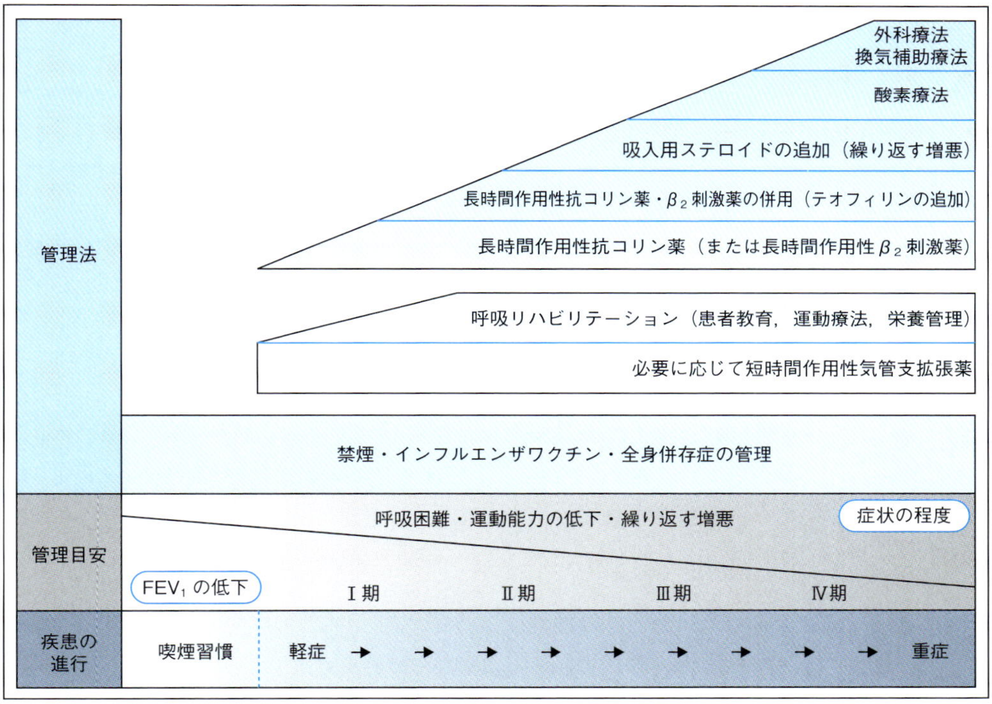

図1 慢性安定期COPDの治療[1)]

エビデンス

Tashkin, D. P., et al. : A 4-Year Trial of Tiotropium in Chronic Obstructive Pulmonary Disease. for the UPLIFT Study Investigators. N Engl J Med, 359 : 1543-1554, 2008

クリニカルクエスチョン

P（対象者）　：慢性安定期のCOPD患者

I（治療）　：チオトロピウムを通常療法に追加投与

C（比較対照）：プラセボ追加投与

O（アウトカム）：COPDの進展（FEV_1低下）は抑制されるか？

妥当性の評価 ● 読む価値はあるでしょうか？

・**研究デザイン：無作為化比較試験か？ 比較対照はあるか？**

➡プラセボを対照にした無作為化比較試験です．

・**患者：明確な基準で選考・除外されているか？**

➡40歳以上で，気管支拡張薬投与後の1秒量（FEV_1）が70％未満であり，努力肺活量（FVC）に対するFEV_1の比が70％未満の人を対象（総数5,993人，平均年齢65歳，男性75％）とし，気管支喘息や4週間以内のCOPD急性増悪などの既往がある人は除外されました．

・**研究実施場所・施設：一般性はあるか？**

➡日本を含む37カ国にわたる多施設での研究です．

・**背景因子の差：治験開始時に2群間で違いがなかったか？**

➡無作為に2群に割り付けられ，両群間で違いはありませんでした．喫煙者は両群とも約30％でした．

・**治療の方法：治療方法に違いがなかったか？**

➡ありませんでした．

・**アウトカムの内容と基準：臨床的転帰で客観的な基準か？**

➡ 1次エンドポイントは気管支拡張薬の投与前と投与後（30日目以降）のFEV_1の平均低下率の複合です．QOL，COPD増悪，死亡は2次エンドポイント（オマケ）です．

・盲検：介入者と被験者は治療の内容を知らなかったか？

➡二重盲険です．

・フォローアップ：追跡期間は十分長く追跡率は高いか？

➡ 4年間の追跡で，長期と言えるでしょう．追跡率は98％でしたが被験遂行者は59％でした．

・Intention-to-treat（ITT）解析：脱落者やプロトコール逸脱者を割り付け時のグループに含めて解析しているか？

➡ ITT解析がされています．

➡ **遂行率が低い点で妥当性が低く，割り引いて読みます．**

結果の評価 ● 効果は？

FEV_1の平均改善の絶対値（図2中のΔ）は，チオトロピウム群ではプラセボ群に比べて試験期間を通じて有意に維持されていましたが，30日目以降は，気管支拡張薬の投与前と投与後の**FEV_1の平均低下率（1次エンドポイント，図2中のグラフの勾配）はわずかな改善を認めました．**

アウトカム	実薬群（2,987人）	プラセボ群（3,006人）	群間差	ハザード比
気管支拡張薬投与前 FEV_1 低下率（1次エンドポイント）	30 mL/年	30 mL/年	0 mL/年（95％信頼区間 −4〜4, $p = 0.95$）	—
気管支拡張薬投与後 FEV_1 低下率（1次エンドポイント）	40 mL/年	42 mL/年	−2 mL/年（95％信頼区間 −6〜2, $p = 0.21$）	—
死亡	445人（14.9％）	496人（16.5％）	—	0.89（95％信頼区間 0.79〜1.02, $p = 0.09$）

なお，**心疾患などの重篤な有害事象の有意な増加は認めませんでした．**また，2次エンドポイント（オマケ）に関してはチオトロピウムによる改善の可能性が示唆されました．

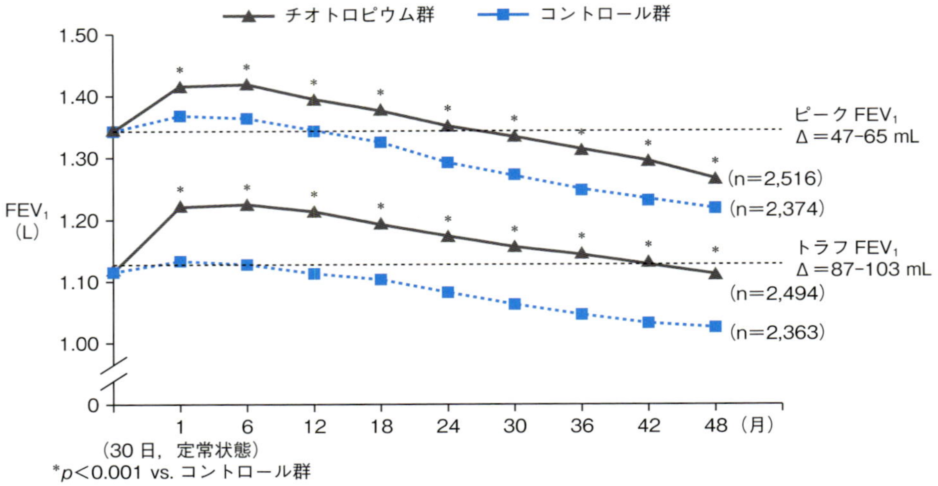

図2 ● FEV_1 の経年的変化量
当該文献を参考に作成．30日目以降のグラフの傾きがFEV_1の低下率です．

信頼性の評価 ● 結果は確実でしょうか？

気管支拡張薬投与前後ともFEV_1低下率（1次エンドポイント）に有意差を認めず，ネガティブスタディでした．

臨床的意義の評価 ● このエビデンスは使えるでしょうか？

- **群間差は臨床的に意味があるか？**
  ➡チオトロピウムによるCOPD進展抑制の効果は認めませんでした．
- **実際の患者は論文の患者の臨床像に合致するか？**
  ➡この研究対象者の特徴を一般的なCOPD患者と比較してみると，プラセボ群（≒自然経過）のFEV_1低下率が低めです．
- **実際の患者にこの治療は役立つか？（すべてのアウトカムを考慮した臨床判断）**
  ➡「症状緩和」薬としてのチオトロピウムの有効性は経験的にも理論的にも明白ですが，妥当性の比較的高いこの研究では長期的進展の抑制を認めませんでした．2次エンドポイントのQOLや症状の改善を認めましたが，所詮2次エンドポイントは仮説を提唱するオマケであることに気をつけましょう．
- **患者の意向・価値観は？**
  ➡COPDの進行を抑制することは実証されていないことを含めて慢性期の治療オプショ

ンとして説明し，協働判断をします．さらに，喫煙者には禁煙の重要性と優先度があらためて認識されたことを説明しましょう．

➡ **チオトロピウム投与は臨床的に有用と言えますが過大評価・過剰期待は禁物です．**

コメント

妥当性が比較的高いこの研究ではチオトロピウムがCOPDの進展を長期的に抑制することは実証されませんでした（2次エンドポイントを誇張するのは朝三暮四です）．一因として，対象者の FEV_1 低下率が一般的な患者と比較して低めであったことがあげられます．それには喫煙率の低さや多剤併用が影響している可能性があり，禁煙の有効性があらためて示唆されます．現時点ではガイドライン上の位置づけに関しても「治療」薬としての格上げはまだできないでしょう．

臨床的アウトカムを評価指標とした研究が続いて発表されたので，患者層や条件の違いにも着目してぜひ比較してみてください[2)]．

文献

1）「COPD（慢性閉塞性肺疾患）診断と治療のためのガイドライン 第３版」（日本呼吸器学会COPDガイドライン第３版作成委員会 編），メディカルレビュー社，2009
2）Vogelmeier, C., et al. : Tiotropium versus Salmeterol for the Prevention of Exacerbations of COPD. for the POET-COPD Investigators. N Engl J Med, 364 : 1093-1103, 2011

付録

付録1 ● EBM総説

EBM（evidence-based medicine）とは

エビデンスとは人間を対象とした臨床研究による実証結果のことで，EBMは個々の患者の臨床問題を解決する際に，①患者の意向，②理論，③経験，④エビデンスの4点をバランスよく統合して最適な統括的診療を提供するアクション（図）です．

理論・通念・常識の限界

臨床の現場で検査や治療の方針を決定する際の根拠は①教科書的病態生理学や，②個人の経験や上級医師の指導が主体であることが多いでしょう．両者とも研修医・学生が学習する際の基本であり，たいていの場合は間違った医療は行われません．ところで，よく言われるように医療はartとscienceからなり，そして臨床の中心はあくまで患者です．この立場からその判断根拠の置き方を振り返ると，必ずしも患者の臨床的便益を考えていなかったり，検査中心主義になってしまったり，診断・治療の臨床的有効性が実証されていなかったり[1-3]，時には説明なしに危険な治療さえ行ったりしていることが問題点としてようやく認識されてきました．誠意による治療も，結果として害を与えていることもあるのです．例えば大半の感冒（ウイルス性上気道感染）には抗菌薬は無効であるにもかかわらず，いまだに多くの抗菌薬が処方されていることがつい最近になって見直されました，また，早期乳癌の拡大切除術と乳房保存術の20年生存率に差がない事実[4]も，人間は無機化学実験のように理論どおりに反応しないことを示す好例です．最新の治療や検査が予後改善の点で最善だとは限りません．

すなわち**臨床医学には不確かさが伴い，病態生理学には限界があるのです．また，医師個人の知識・経験は限られていますし，偏っています．**特に日本の研修内容は個人個人の知識・技術の伝授に頼っているので研修修了時には個人差が大きく出ます．また，「○○が著効を示した1例」とか「この病院ではこの検査をルーチンとしている」などという言い分では根拠にならないどころかディスカッションの余地すらありません．いみじくもヒポクラテスの言葉に「第一に，危害を与えるな」，「経験は欺く．故に判断は難しい」とあります．

エビデンスの活用

実際の臨床の現場で（特に患者の立場から）関心があるのは，理論的病態生理学よりは疾患のアウトカムすなわち発症率，死亡率，有効性，安全性，quality of life（QOL）です．また情報社会となった現代では国民から医療の一定レベルのスタンダードや情報開示・風通しの良い医療システムを求める声も大きくなっています．インターネットが普及した現代では患者側も簡単に専門知識や医療情報を入

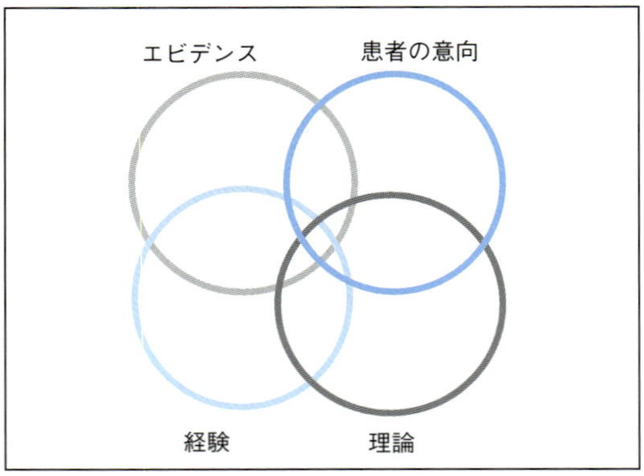

図 ● EBMの本質：統合的医療

手でき，医療の質の評価や方針決定への関与が以前よりも活発になっています．実際，一般家庭からもインターネットを介して世界中の最新の医学論文が入手可能ですし，患者同士の専門的情報交換もさかんに行われています．方針決定に際しては客観的で一定のポリシーの確立がより重要となっており，医者にはプロとして患者に行動や判断の根拠を説明する責任があります．

そこで臨床では新たな問題を解決したり常に最適な治療を行ったりするためには教科書だけでなく，現象面からのアプローチによるエビデンスを活用するのが合理的かつ安全です．EBMは臨床問題解決に際して系統立たない個人の経験則や国家試験的知識だけに頼るのではなく，**最適なエビデンスを客観的に批評（critical appraisal・批判的吟味）・検証し，それを臨床の場で個々の患者に適用する手法・方法論**です．換言すれば，臨床判断（decision making）の際に客観的で効果的・安全な基準を確立する医療様式で，個々の医療者の臨床的技能（clinical expertise）や臨床的判断（＝ art）と信頼できるエビデンス（＝ science）の両面をバランスよく統合し，患者ごとに最善のケアを施すアクションです（表）．EBMは4要素いずれが欠けても不十分です（図）．臨床的技能や経験がなければ患者を無視した情報の押し付けになり，患者の価値観を考慮しなければ主治医の唯我独尊になり，最新のエビデンスなしでは有害になりかねません．自分の狭い経験だけでものを考えるのではなく，医療の限度を認識し実証根拠をもったうえで臨床判断を下すこの普遍的・総合的なアプローチによって，未知の臨床問題に出会ってもそれぞれの症例で最善の検査・治療法を客観的に選択して患者中心の医療を実践・提供することを目指します．

筋力トレーニング法に例えてみると，従来の理論や経験による医療はうさぎ跳びに相当するでしょう．確かにうさぎ跳びは理論的には筋力が増強しそうですし，実際に筋力が増強した経験をもつ人もなかにはいるでしょう．しかし多くの場合，筋力変化を客観的に評価できず，しかも膝を損傷する危険が高いため，効果的で安全な方法とは言えません．一方，EBMはトレーニングマシンに例えられ，短時間でも効果的でかつ安全に筋力を上げることができ，しかも客観的に効果を評価できます．

EBMの活用

さらに，今までの日本の医療の見直しや今後のグローバリゼーションという課題に対しても有用性があります．そのうえ，エントロピーが急速に増大している医学の中で臨床医が最新の医学知識を習得するのにも役立ちますし，同じ土俵での活発なディスカッションを通じて医師同士が切磋琢磨することも可能になります．医療チームの共有情報としても意義があります．この手法は欧米では真新しいものではなく，従来から臨床教育において医師が身につけるべき日常臨床能力のスタンダードになっており，それが近年に体系化されただけです．また，情報化社会において医療チームの共有情報としても活用できます．

注意点

ここで注意すべき点は，EBMはあくまで臨床問題解決の一手法であり，医学文献を金科玉条として金太郎飴のようにどの患者にも一律に適用するのではないということです．日本ではEBMという名前だけが先行し，論文やそれに基づくガイドラインをマニュアルのように扱うのだと理解している人が多いのですが，それは誤りです．有名ジャーナルに載ったエビデンスがすべて信憑性が高いとは限らないので自分で科学的に読解し，信頼性を判断しなければなりません．一方で，医療の中心は患者である

表 ● EBMの手順

STEP 1	クリニカルクエスチョンの定式化
STEP 2	文献検索
STEP 3	研究の妥当性と結果の信頼性・臨床的意義の批評（critical appraisal）・検証
STEP 4	実際の患者への適用（統合的臨床判断）
STEP 5	STEP 1～STEP 4の評価・フィードバック

ことは言うまでもありません．治療の対象は患者であって検査値ではありません．EBMの趣旨は効果的で質の高い患者中心の医療を実践することです．個々の患者への適用に関してはその患者の安全性と効用・合併症・予後・QOL・意向・倫理観なども十分に検討し，ヒューマン・ファクターを加算しなければなりません．統計学的に有意であっても臨床上意味があるとは限らないのです．数量的データは患者の価値観やQOLなど臨床的枠組みのなかで初めて意味をもつので，エビデンスの適用性・価値を個々の患者に対して判断するのです．エビデンスの結果をどう総合的に解釈するかがEBMの根幹です．エビデンスだけで答えが出るのではありません．**エビデンスは活用するためのものであり，得た情報を目の前の患者にどう生かすかが重要です．**論文を有効活用してこそEBMなのです（注）．

臨床技量の必要性

また，的確な臨床判断を下すためには臨床診断学の能力が必要不可欠で，その基盤となる臨床経験や患者が抱える問題を診察で導き出す能力やどうアクションするかという倫理性なしにEBMを実践することはできません．エビデンスは医療の正誤を判断するためのものではなく，あくまで客観性を与える道具であり，EBMは患者への最善ケアを提供しようとする行動様式なのです．また，医師の経験による能力を否定したり医師の裁量を制限したりするものではなく，医師の経験との統合による最適な解決法を目指す標準的正攻法でもあります．最終的にエビデンスの評価・活用法は主治医と患者の協働判断に委ねられ真価を発揮します．**私はEBMという名前にとらわれないよう，Evidence-Supported Human-Based Medicineという称号を提唱しています．**

患者中心の医療

このようにEBMはそれ自体が独立完結した哲学・医学なのではなく，患者中心の医療のなかで医師が身につけるべき基本的アプローチです．EBMは人間性重視の医療であり，近年脚光を浴び始めているNarrative-Based Medicine（患者の語りを重んじる医療）および医師の経験や病態理論と四輪をなすことが要です．EBMは単純な医療の実践方法であり，複雑難解なものではありません．熱意があれば実践可能です．EBMを1つの道具としてとらえ，EBM自体を冷静に眺めることが重要です．患者と社会に最適の診療を提供するということがEBMの最大にして唯一の目的です．scienceとartの両面を備えたEBMは患者に始まり，患者に帰着するのです．

注

なかにはEBM実践が不適用・不要な分野もあります．エビデンスをうまく使い分けることが大切です．エビデンスに飛びついたり逆に毛嫌いしたりする前に一呼吸おいて，まずは従来の理論則や自分の経験則だけで臨床問題解決可能かどうかを検討してみるといいでしょう．EBMが役立つかどうかではなく，EBMを実践する自分が目の前の患者に役立てるかどうかが重要です．また，批評はエビデンスに対してだけでなく，自分の行動に対しても行いましょう（**表**）．

文献

1）メタボリックシンドローム診断基準検討委員会：メタボリックシンドロームの定義と診断基準．日本内科学会雑誌，94（4）：794-809, 2005

2）Hara, K., et al. : A Proposal for the Cutoff Point of Waist Circumference for the Diagnosis of Metabolic Syndrome in the Japanese Population. Diabetes Care, 29 : 1123-1124, 2006

3）Matoba, Y., et al. : Optimal Cut Points of Waist Circumference for the Clinical Diagnosis of Metabolic Syndrome in the Japanese Population. Diabetes Care, 31 : 590-592, 2008

4）Fisher, B., et al. : Twenty-Year Follow-up of a Randomized Trial Comparing Total Mastectomy, Lumpectomy, and Lumpectomy plus Irradiation for the Treatment of Invasive Breast Cancer. N Engl J Med, 347 : 1233-1241, 2002

付録2 用語集

欧文

ARR 33, 61
「絶対リスク低下」の項参照．

Bayesの定理（Bayes' Theorem） 27, 28, 29
検査後確率（的中度）は検査前確率（有病率）と検査の診断特性（感度・特異度または尤度比）で決定される．

CI 1, 8, 42
「信頼区間」の項参照．

evidence-based medicine（EBM） 2, 3, 47, 48, 49, 付録【1】
個々の患者の臨床問題を解決する際に，①患者の意向，②理論，③経験，④エビデンスの4点をバランスよく統合して最適な統括的診療を提供する実践手法．

gold standard 25, 59
疾病の有無を確定するために客観的で最も正診度の高い診断法．参照基準（reference standard）や診断基準（criterion standard）とも言う．

intention-to-treat（ITT）解析 32, 63
途中で治療中止した人や治療変更した人も最初の割り付け群のまま解析する方法．

number needed to treat（NNT） 33, 61
アウトカムの発生を1件防ぐために治療するのに必要な患者の数．絶対リスク低下の逆数となる．

***p*値** 42, 45
本来2群間に違いがないのに偶然に違いが生じたと考えられる確率．危険率．結果のウソっぽさ．

RCT 5, 11, 31, 65
「無作為化比較試験」の項参照．

ROC曲線 26
「受診者動作特性曲線」の項参照．

RRR 17, 33, 61
「相対リスク低下」の項参照．

SnNout 56
感度（sensitivity）がかなり高い場合，検査（症状・身体所見も含む）の結果が陰性（negative）であれば診断を除外（rule-out）できる．

SpPin 56
特異度（specificity）がかなり高い場合，検査（症状・身体所見も含む）の結果が陽性（positive）であれば診断を確定（rule-in）できる．

付録 2 用語集

和　文

アウトカム（outcome） …… 6

臨床的転帰（発症・症状変化・治癒・死亡などの結末内容）.

イベント（event） …… 6

結末に限らず経過途中の発症・症状変化・治癒などの臨床的事象.

イベント発生率（事象率） …… 16, 17

一定期間内にグループ内である事象（疾患発症・死亡など）が観察された患者の割合．危険度.

陰性的中度（negative predictive value） …… 24, 29

検査結果が陰性と出た人のうち，本当に疾患が存在しない人の割合.

エンドポイント（end point） …… 6

臨床研究での評価項目，到達指標．EBMでは臨床的転帰（アウトカム）を真のエンドポイントとし，血圧や検査値などの指標は代用（surrogate, substitute）エンドポイントとする．臨床的に関連した複数のエンドポイントを一括する場合，複合（composite）エンドポイントと言う．また，1つの研究で「実証」できる仮説は1つだけで，1次エンドポイントと言う．「ついでに」調べる評価項目は2次エンドポイントと言い，仮説を「提唱」するオマケである.

横断研究（cross-sectional study） …… 5, 11, 15

単一の時点か期間に限定された母集団を観察する研究.

オッズ（odds） …… 17, 27

コホート研究・横断研究における発症者と非発症者の「比」．発症「率」とは異なることに注意．患者–対照研究では曝露者と非曝露者の比.

オッズ比（odds ratio） …… 16, 17

患者–対照研究やメタアナリシスで患者群でのオッズを対照群でのオッズで割ったもの.

患者–対照研究（case-control study） …… 5, 11, 16, 17

発症者（患者）と非発症者（対照者）を選択し，医療面接やカルテ記録を参考にして，過去に要因に曝露したかでリスクや関連性を解析する研究法．症例–対照研究とも言う．後ろ向き研究の代表.

感度（sensitivity） …… 24, 25, 26, 29, 30, 56, 57

本当の患者のうち検査で正しく陽性（異常）と出る人の割合．見落としという誤診の少なさの指標.

帰無仮説（null hypothesis） …… 36, 39, 42

検定の際に，「比較する2群間に違いがない」と仮定すること.

決断分析（decision analysis） …… 44

不確実な状況下での決断を分析するために行われる，体系的で量的な解析.

検査後確率（post-test probability） …… 24, 29, 56, 58

検査の陽性結果のうち疾病の存在が一致している確率．陽性的中度が集団に用いられるのに対し，検査後確率は個人に対して用いられる.

検査前確率（pre-test probability） …… 24, 28, 56, 58

検査を実施する前に疾病があると見積もられる確率．有病率が集団に用いられるのに対し，検査前確率は個人に対して用いられる.

検定（test） 1, 8, 39, 40, 62

標本の分析結果（事実）を基に，真の値の確率的判断を行い，仮説を検証すること．

効果（effectiveness） 32

治療を勧めた人のなかでの治療効果．コンプライアンス・アドヒアランスなどの現実を反映する．

効能（efficacy） 32

治療を実際に受けた人のなかでの治療効果．理想条件下での治療効果・薬効を示す．

交絡因子（confounding factor, confounder） 14

観察している因子Aが本当は直接的にはアウトカムに関連していなくても，その因子Aに付随し表面には現れていない別の因子Bが直接アウトカムに関連しているために，因子Aがアウトカムの原因にみえてしまう場合がある．この影武者的存在の因子Bのこと．これによって生じるバイアスを交絡バイアスと言う．

コホート研究（cohort study） 11, 16

最初に対象者を選択し，時間の経過とともに発症を追跡していく研究法．前向き研究．

システマティックレビュー（systematic review） 12

研究結果をオッズ比などで定量的に統合する分析がメタアナリシスで，EBM式の検証手順でまとめた分析がシステマティックレビュー．システマティックレビューは批評（critical appraisal）という過程を重視する．

受診者動作特性曲線（receiver operating characteristic curve：ROC曲線） 26

カットオフ値の設定や検査の診断特性の評価や，新しい検査法と従来の方法の比較などに用いられる．縦軸に感度，横軸に偽陽性率（1–特異度）をプロットした曲線で，曲線がより左上方に位置する（曲線下の面積が大きい）ものを優位とする．

症例集積（case-series） 5, 11

関心ある転帰を示す一連の患者の報告．対照群は含まれていない．

信頼区間（confidence interval：CI） 1, 8, 42

研究結果を基に95％の確実性（$p = 0.05$）で母集団の推定値が分布する数値幅．推定値の誤差（「ぶれ」）幅．

信頼性（reliability） 54

臨床研究結果の再現性．結果の「ぶれ」の少なさ．また，検査水準の指標の1つで，精度とも言う．

絶対リスク低下（absolute risk reduction：ARR） 33, 61

対照群の発症率と治療群の発症率との差．臨床的意義の評価時に利用する．商品の値引き「額」に相当する．

相対リスク低下（relative risk reduction：RRR） 17, 33, 61

対照群の発症率と治療群の発症率の比（相対リスク）を1から引いた値．商品の値引き「率」に相当する．

妥当性（validity） 38, 54

臨床研究のバイアス（偏り・「ずれ」）の少なさ．情報そのものの妥当性を内的妥当性と言い，患者への適用性を外的妥当性と言う．また，検査水準の指標の1つで，正確度・有効度とも言う．

統計学的推測（statistical inference） 8

標本データから母集団（普遍・真実）の値を推定し，その確からしさを検定すること．

統計学的有意差（statistically significant difference） 42

確率的に確実に違いがあること．臨床的に意義があるとは限らないことに注意．

特異度（specificity） 24, 25, 26, 29, 30, 56, 57

病気のない人のうち検査で正しく陰性（正常）と出る人の割合．過剰診断という誤診の少なさの指標．

二重盲検（double blind, double masking） 65

臨床研究においてバイアスを減らすために治療内容が治療者にも被験者にもわからないようにすること．盲検によらない方法を開放ラベル（open label）と言う．

バイアス（bias） 9, 10, 31

対象者の選択・データ収集・分析などの際に起こる可能性がある，本当の結果を誤らせる要因のこと．研究内容の「ずれ」．三大バイアスは選択バイアス・情報/測定バイアス・交絡バイアス．

批判的吟味（critical appraisal）

「批評」の項参照．

批評（critical appraisal） 37, 52, 59, 60, 65, 66

臨床研究報告の妥当性や結果の信頼性・臨床的意義について長所短所とも客観的に慎重に検証すること．

費用分析（cost analysis） 67

患者のquality of life（QOL）と生命予後を最大にする最も効果的な医療を同定・適用するための分析法．費用最少化分析（cost–minimization analysis），費用–効果分析（cost–effectiveness analysis），費用–便益分析（cost–benefit analysis），費用–効用分析（cost–utility analysis）がある．

非劣性試験（non-inferiority trial） 41

介入群の効果が，対照群と同等以上であることを検証する臨床試験．新薬を治療効果が確立している対照薬と比較する場合に用いられることが多い．「統計学的有意差がなかった」という意味ではないことに注意．

無作為化比較試験（randomized controlled trial：RCT） 5, 11, 31, 65

患者のグループを無作為（くじ引き式）に介入群と対照群に割り付け，各群内の発症を分析するコホート研究．バイアス（偏り・「ずれ」）が最小限であり，妥当性が最も高い研究デザインである．

メタアナリシス（meta-analysis） 12

複数の研究結果のオッズ比などを併合するために用いる統計手法．

有意水準（significance level） 45

p 値がこの値を下回ったら統計学的に有意差があると判定する基準．

尤度比（likelihood ratio） 24, 27, 29, 56

検査をする前の疾患の可能性が検査結果によってどの程度倍増（陰性尤度比では減少）するかという検査の診断特性．陽性尤度比は，疾患がある人ではどの程度結果が陽性と出やすくなるかを示し，感度/(1–特異度）で算出される．陰性尤度比は（1–感度)/特異度．

有病率（prevalence） 23, 28

検査前に見込まれる，疾患の頻度．全体に占める患者の割合．検査前確率．

陽性的中度（positive predictive value） 24, 29

検査結果が陽性と出た人のうち，本当に疾患が存在する人の割合．検査後確率．

罹患率（incidence） 23

ある期間内に新たに発生した疾患や発症率の指標．イベント発生率とも言う．

ラベリング効果（labeling effect） 30

診断結果が患者に与える心理的影響．

ランダム変動（random variation） 9, 20, 42, 55

偶然（chance）の影響によって生じる標本の観測値のばらつき・「ぶれ」．

リスク比（risk ratio） 7, 17

対照群と比較した発症率（＝リスク）の比．無作為化比較試験やコホート研究で用いられる相対危険度．

リスクファクター（risk factor） 14, 15, 34

疾患の発生と関連ある予測因子．危険因子とも言う．必ずしも因果関係にあるとは限らない．予後を予測する因子を予測因子と言う．

臨床研究（clinical research） 4, 5, 49

人間を対象とし，その目的が人間中心に立てられている研究．臨床的アウトカムの評価が求められる．

付録

2 用語集

付録3 信頼区間の求め方

1 治療効果（分類データ）

表1 治療研究結果例

	発症		合計	発症率
	あり	なし		
治療群	a 15	b 110	a＋b 125	a/(a＋b) 0.12
対照群	c 30	d 90	c＋d 120	c/(c＋d) 0.25

◆表を横に読みます

表2 標準誤差と信頼区間の求め方

指標		計算例（表1）
絶対リスク低下（ARR）	$ARR = p2 - p1$ $SE = \sqrt{\frac{p1(1-p1)}{n1} + \frac{p2(1-p2)}{n2}}$ 95%CI ＝ ARR ± 1.96 SE	$ARR = p2 - p1 = 0.13(13\%)$ $SE = \sqrt{\frac{0.12 \times 0.88}{125} + \frac{0.25 \times 0.75}{120}} = 0.049(4.9\%)$ 95%CI ＝ 13% ± 1.96 × 4.9% ＝ 3.4 to 22.6%
治療必要数（NNT）	$NNT = \frac{1}{ARR}$ 95%CI は ARR の 95%CI の逆数	$NNT = \frac{100}{ARR} = \frac{100}{13} = 7.7$ $95\%CI = \frac{100}{22.6}$ to $\frac{100}{3.4} = 4.4$ to 29.4
相対リスク（RR）	$RR = \frac{p1}{p2} = \frac{a/(a+b)}{c/(c+d)}$ $SE\ of\ \log_e RR = \sqrt{\frac{1}{a} + \frac{1}{c} - \frac{1}{n1} - \frac{1}{n2}}$ 95%CI は右例参照	RR ＝ 0.12/0.25 ＝ 0.48(48%)；$\log_e RR = -0.734$ $SE\ of\ \log_e RR = \sqrt{\frac{1}{15} + \frac{1}{30} - \frac{1}{125} - \frac{1}{120}} = 0.289$ 95%CI for $\log_e RR = -0.734 \pm 1.96 \times 0.289$ ＝ −1.300 to −0.168 95%CI for RR ＝ 0.273 to 0.845(27.3 to 84.5%)
相対リスク低下（RRR）	RRR ＝ 1−RR 95%CI は RR の 95%CI を 1 から引いた数値	RRR ＝ 1−RR ＝ 1−p1/p2 ＝ 1−12/25 ＝ 0.52(52%) 95%CI ＝ 1−0.845 to 1−0.273 ＝ 0.155 to 0.727(15.5 to 72.7%)
オッズ比（OR） 患者−対照研究の場合	$OR = \frac{a/c}{b/d} = \frac{ad}{bc}$ $SE\ of\ \log_e OR = \sqrt{\frac{1}{a} + \frac{1}{c} + \frac{1}{d} + \frac{1}{b}}$ 95%CI は右例参照	$OR = \frac{15 \times 90}{30 \times 110} = 0.409$；$\log_e OR = -0.894$ $SE\ of\ \log_e OR = \sqrt{\frac{1}{15} + \frac{1}{30} + \frac{1}{90} + \frac{1}{110}} = 0.347$ 95%CI for $\log_e OR = -0.894 \pm 1.96 \times 0.347$ ＝ −1.573 to −0.214 95%CI for OR ＝ 0.207 to 0.807(20.7 to 80.7%)

n1：治療群の標本数 a+b　n2：対照群の標本数 c+d　SE：標準誤差

p1：治療群の発症率 $\frac{a}{a+b}$　p2：対照群の発症率 $\frac{c}{c+d}$

注：正規分布の場合，95%信頼区間は平均値 ±1.96 SE で求められます
統計学的に有意差があっても，臨床的に意義があるかは別問題です

2 平均値（計量データ）

表3 ● 平均値の信頼区間の求め方

指標		計算例
平均値	$SE = \dfrac{SD}{\sqrt{n}}$ 95%CI = 平均値 ± 1.96×SE	平均値 17.2, SD 6.4, n=38 ⇒ SE = 6.4/√38 = 1.04 95%CI = 17.2 ± 1.96 × 1.04 = 15.2 to 19.2
2群間の 平均値の差	s1：治療群の SD s2：対照群の SD $SE = \sqrt{\dfrac{(n_1-1)s_1^2 + (n_2-1)s_2^2}{n_1+n_2-2} \times \left(\dfrac{1}{n_1}+\dfrac{1}{n_2}\right)}$ 95%CI = 平均値の差 ± 1.96 × SE	平均値1 = 17.2, s1 = 6.4, n1 = 38 平均値2 = 15.9, s2 = 5.6, n2 = 45 ⇒ 2群間の平均値の差 = 17.2 − 15.9 = 1.3 $SE = \sqrt{\dfrac{37 \times 6.4^2 + 44 \times 5.6^2}{38+45-2} \times \left(\dfrac{1}{38}+\dfrac{1}{45}\right)} = 1.32$ 95%CI = 1.3 ± 1.96 × 1.32 = −1.29 to 3.89

SE：標準誤差　SD：標準偏差

3 感度・特異度・尤度比

表4 ● 感度・特異度・尤度比の求め方

		疾患	
		＋	−
検査結果	＋	a	b
	−	c	d

感度　$\dfrac{a}{a+c}$　$SE = \sqrt{\dfrac{感度 \times (1 - 感度)}{a+c}}$

95%CI = 感度 ± 1.96 × SE

特異度　$\dfrac{d}{b+d}$　$SE = \sqrt{\dfrac{特異度 \times (1 - 特異度)}{b+d}}$

95%CI = 特異度 ± 1.96 × SE

尤度比　$\left(\dfrac{感度}{1-特異度} = \dfrac{a}{a+c} \Big/ \dfrac{b}{b+d}\right)$

$\log_e 尤度比の SE = \sqrt{\dfrac{1}{a}+\dfrac{1}{b}-\dfrac{1}{a+c}-\dfrac{1}{b+d}}$

$\log_e 尤度比の 95\%CI = \log_e 尤度比 \pm 1.96 \times \log_e 尤度比の SE$

SE：標準誤差

付録4 厳選参考図書・URL

推薦図書

❶「やさしいエビデンスの読み方・使い方」（能登洋　著）．南江堂，2010

❷「Dr.能登のもう迷わない！ 臨床統計ここが知りたい！！（上・下巻）ケアネットDVD」（能登洋 著）．ケアネット，2010

❸「臨床統計はじめの一歩Q&A」（能登洋 著）．羊土社，2008

❹「EBMの正しい理解と実践 Q&A」（能登洋 著）．羊土社，2003

❺「統計でウソをつく法―数式を使わない統計学入門」（高木秀玄 訳）．講談社，1968

❻Clinical Epidemiology : The Essentials.（Fletcher, R. H., et al.），Lippincott Williams & Wilkins. 4th ed., Philadelphia，2005

❼Evidence-Based Medicine : How to Practice and Teach it.（Straus, S. E., et al.），Churchill Livingstone. 4th ed., Philadelphia，2011

❽Principles and Practice of Clinical Research.（Gallin, J. I.），Academic Press. 2nd ed., Philadelphia，2007

エビデンス二次資料

❶UpToDate.　UpToDate社.

❷ACP Journal Club.　Annals of Internal Medicine誌（American College of Physicians : 米国内科学会）に連載.

❸Cochrane Library.　http://www.cochrane.org/reviews/

❹The Rational Clinical Examination.　JAMA誌（American Medical Association : 米国医師会）に連載.

index

索 引

欧 文

A～E

G～N

O～W

和 文

あ 行

か 行

さ 行

た 行

な 行

は 行

ま　行

や　行

ら，わ　行

著者紹介

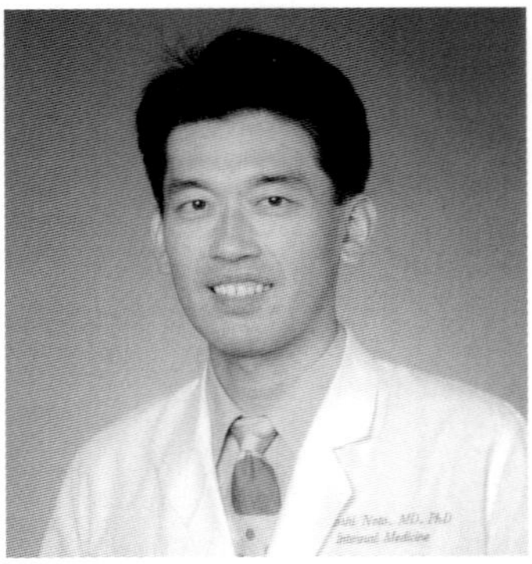

能登　洋（のと ひろし）
Hiroshi Noto, MD, PhD, FACP

【著者略歴】

1993年	東京大学医学部医学科卒業
1993年～1994年	東京大学医学部附属病院内科研修医
1994年～1997年	ベス・イスラエル医療センター内科研修医（米国ニューヨーク市）
1997年～1998年	東京厚生年金病院内科医員
1998年～2003年	東京大学医学部糖尿病代謝内科医員
2003年～2006年	テキサス大学サウスウェスタン医療センター内分泌代謝内科臨床助手（米国ダラス市）．臨床（外来・病棟）および医学教育のほか，臨床研究に従事．
2006年～2008年	東芝病院代謝内分泌内科
2007年～	東京医科歯科大学医学部臨床准教授
2008年～	千葉大学薬学部非常勤講師
2009年～	国立国際医療センター戸山病院（2010年より国立国際医療研究センター病院に改称）糖尿病・代謝症候群診療部医長
2010年～	国立看護大学校非常勤講師 東京医科歯科大学医学部臨床教授

【資　格】

医師免許（日本・米国）／内科専門医（日本・米国）／内分泌代謝専門医（日本・米国）／医学博士／米国内科学会上席会員（FACP）／日本内科学会指導医／日本内科学会生涯教育専門委員／日本内分泌学会指導医／日本医師会認定産業医

■羊土社発行の著書
「EBMの正しい理解と実践Q&A」2003年
「臨床統計はじめの一歩Q&A」2008年

日常診療にすぐに使える 臨床統計学 改訂版

ベストな診断と治療ができる！

2005年5月10日　第1版第1刷発行
2010年3月15日　第1版第6刷発行
2011年7月20日　第2版第1刷発行

著　者　能登　洋
発行人　一戸裕子
発行所　株式会社　羊　土　社
〒101-0052
東京都千代田区神田小川町2-5-1
TEL　03（5282）1211
FAX　03（5282）1212
E-mail　eigyo@yodosha.co.jp
URL　http://www.yodosha.co.jp/
印刷所　広研印刷株式会社

ISBN978-4-7581-1713-5

プライマリケアと救急を中心とした総合誌

レジデントノート

☐ 年間定期購読料
- 月刊のみ　12冊
  定価（本体24,000円＋税）
- 月刊＋増刊 16冊（月刊12冊＋増刊4冊）
  定価（本体39,600円＋税）

※年間定期購読は送料無料です

月刊
毎月1日発行　B5判　定価（本体2,000円＋税）

初期研修医から指導医まで
日常診療を徹底サポート！

現場に出てすぐに使える日常診療の基本から
一歩進んだ最近のエビデンス，進路情報まで
かゆいところに手が届く！

研修医指導にも役立ちます！

増刊 レジデントノート
1つのテーマをより広くより深く

☐ 定価（本体3,900円＋税）　☐ B5判　☐ 年4冊発行

レジデントノート Vol.13 No.6 増刊（2011年6月発行）
異常所見を探す！見つける！腹部画像の読み方
症候別・臓器別にみる読影のコツとピットフォール

編集／山崎道夫　● 専門医はズバリこう読む！
　　　　　　　　　　読影のコツ，ピットフォールが満載！

レジデントノート Vol.13 No.2 増刊（2011年3月発行）
診断力を強化する！症候からの内科診療
確定診断を導く思考プロセスから治療方針まで

編集／徳田安春　● 確実に診断を導くことができる実践的な"診断力"が身に付く！

レジデントノート Vol.12 No.14 増刊（2010年12月発行）
診断に直結する 検査の選び方、活かし方
無意味な検査をなくし，的確に患者の状態を見抜く！

編集／野口善令　● 臨床の現場で"本当に役立つ"検査の活用法が身に付く！

発行　羊土社 YODOSHA

〒101-0052　東京都千代田区神田小川町2-5-1　TEL 03(5282)1211　FAX 03(5282)1212
E-mail：eigyo@yodosha.co.jp
URL：http://www.yodosha.co.jp/

ご注文は最寄りの書店，または小社営業部まで